Introduction to Military Nursing

防衛看護学

監修◎安酸史子 防衛医科大学校看護学科設立準備室長・教授
編集◎志田祐子 前 自衛隊中央病院看護部長
　　　平　尚美 自衛隊中央病院高等看護学院・副学院長

医学書院

防衛看護学		
発　行	2013年12月15日　第1版第1刷Ⓒ	
監　修	安酸　史子	
編　集	志田祐子・平　尚美	
発行者	株式会社　医学書院	
	代表取締役　金原　優	
	〒113-8719　東京都文京区本郷1-28-23	
	電話　03-3817-5600（社内案内）	
印刷・製本　横山印刷		

本書の複製権・翻訳権・上映権・譲渡権・公衆送信権（送信可能化権を含む）は㈱医学書院が保有します．

ISBN978-4-260-01916-3

本書を無断で複製する行為（複写，スキャン，デジタルデータ化など）は，「私的使用のための複製」など著作権法上の限られた例外を除き禁じられています．大学，病院，診療所，企業などにおいて，業務上使用する目的（診療，研究活動を含む）で上記の行為を行うことは，その使用範囲が内部的であっても，私的使用には該当せず，違法です．また私的使用に該当する場合であっても，代行業者等の第三者に依頼して上記の行為を行うことは違法となります．

JCOPY　〈㈳出版者著作権管理機構　委託出版物〉
本書の無断複写は著作権法上での例外を除き禁じられています．複写される場合は，そのつど事前に，㈳出版者著作権管理機構（電話 03-3513-6969，FAX 03-3513-6979，info@jcopy.or.jp）の許諾を得てください．

執筆者一覧

平　　尚美	自衛隊中央病院高等看護学院・副学院長
山岸　里美	自衛隊中央病院
早野貴美子	自衛隊中央病院
渡邊美奈子	自衛隊中央病院看護部
海津真里子	陸上自衛隊東部方面衛生隊
尾立　篤子	陸上自衛隊東部方面衛生隊
楠見ひとみ	自衛隊中央病院
三上由美子	自衛隊中央病院看護部
川井田恭子	陸上幕僚監部衛生部医務保健班
宮首由美子	自衛隊中央病院看護部
上野　美紀	自衛隊中央病院
内野小百合	自衛隊中央病院
伴　　佳子	防衛医科大学校看護学科設立準備室・准教授
志田　祐子	前 自衛隊中央病院看護部長

（執筆順）

『防衛看護学』刊行にあたって

　2006（平成18）年4月に出された「防衛庁・自衛隊における看護師養成の在り方に関する懇談会」の最終報告書において，「人道復興支援活動や国際緊急援助活動における看護活動は，厳しい環境下で，言語・風俗・習慣などの違いを克服しなければならず，強い精神力や人間的包容力が求められている。さらに，有事の際には，最前線から送り込まれる傷病者のための野外病院の中核を担うこととなるため，外傷患者に迅速かつ適切に対応する実践力も求められる。これら防衛庁・自衛隊の看護師の役割を効果的に，円滑に果たすためには，一般看護大学とは異なる防衛庁・自衛隊の特徴を教育内容に反映する必要がある」と提言し，防衛庁・自衛隊の看護師養成として4年制化に向けて具体的に動き始めました。看護教育の4年制化は防衛庁・自衛隊の看護師たちの積年の願いでありました。

　私は上述した「防衛庁・自衛隊における看護師養成の在り方に関する懇談会」に委員として参加しました。自衛隊中央病院高等看護学院は私の母校ですが，卒業後3年間しか勤務実績のない私は，災害派遣や国際平和協力活動などに参加した経験はありません。しかし，縁あって初代の看護学科長候補となり，現在の防衛省・自衛隊の看護官の看護活動の実態を見聞きするにつれ，自分のミッションとして，後輩たちが地道に作り上げてきている防衛看護の活動を"防衛看護学"として体系化したいと考えるようになりました。

　そうしたときに，1年後輩で当時自衛隊中央病院の看護部長をしていた志田祐子氏より，すでに防衛看護学の本を企画しているがどのようにしたら出版できるだろうか，という相談がありました。執筆者は看護学科の教員候補者たちということでした。本の執筆経験のほとんどない後輩たちでありましたが，忙しい臨床の合間に時間を作って執筆し，原稿を持ち寄って，話し合いを持つことを幾度となくおこなっていました。私は監修者として全体の内容を俯瞰し，コメントを出す作業をしながら，防衛省・自衛隊の看護官の地道な活動実態をつぶさに知ることに感動を覚えていました。文献検討が十分とはいえず，まだ書き込めていないところはありますが，自然災害だけでなく人的災害としてのテロ，戦傷病看護や国際平和協力活動の実際なども具体的に紹介されていて，災害看護を学ぶ看護師にとっても十分に読み応えのある本に仕上がったと思っています。私は，後輩たちの努力の成果がようやく1冊の本として日の目を見ようとしていることに素直な喜びを隠しきれないでいます。

　2011（平成23）年3月11日に発生した東北地方太平洋沖地震とそれに伴って発生した津波，及びその後の余震により引き起こされた大規模地震災害では，これまでに経験したことのない大規模な被害と原発問題などで複雑化し被害が長期化しており，今尚，復興途上で多くの人が苦しい生活を余儀なくされています。直接的にあるいは間

接的にこうした大災害の経験は，我々に多くの教訓を与えました。もはや，自然災害やテロなどの人災を想定外だといって済ますことはできない時代だと感じております。本書『防衛看護学 Introduction to Military Nursing』を，わが国で初めて防衛看護学を学ぶ教科書として刊行する意義は極めて高いと感じています。これまでは，防衛省・自衛隊の看護活動はアカデミックな分野で紹介されることはほとんどなく，地道な活動として防衛省・自衛隊内部でのみ周知されている状態でした。4年制化を機会に，これまでの防衛省・自衛隊の看護活動を防衛看護学として1冊にまとめ，その内容を世に問うことは，極めて重要なミッションだと考えています。防衛省・自衛隊の看護活動への関心が高まり，防衛看護が学問として発展していく礎となることを願っています。

わが国初の"防衛看護学"の教科書として，看護学生，医療関係者，災害看護に関わる人たちに活用していただければと願っています。

2013年12月

安酸史子

はじめに

　本書は，現時点における国内外の自衛隊看護活動と防衛看護研究の実績から得られた知見を「防衛看護学」としてまとめたものです。

　自衛官である看護師は，衛生科隊員として全国の自衛隊病院，部隊，医務室，自衛隊の学校等で働いています。自衛隊看護師の歴史は，1952年「保安隊」初の婦人自衛官に始まります。その後60年を超える歴史の中で防衛省・自衛隊を取り巻く環境は変化し，自衛隊病院や部隊で勤務するほか，災害時の被災者支援や国際平和協力活動など国内外で活動してきました。その任務は，自衛隊医療を支え，国防，災害派遣，国際平和協力活動，人道的な貢献など多岐にわたります。自衛隊看護師は，自らの使命を自覚し，強い責任感を持って行動します。そのために看護師としての専門能力と自衛官としての任務遂行能力の2面を持ち合わせ，いかなる状況でも任務を完遂できるように成長を続けることが望まれています。

　本書を通して，看護を通しての危機管理や使命感に基づく行動について学ぶことができます。また，自衛隊看護師の本質と幅広い活動について理解をしていただくことができます。更に，防衛看護学の情報が共有され，いずれかの場面で自衛隊看護師と連携する機会にも活用できるものと思います。

　今後も国内外の状況へ対応しつつ防衛看護研究を積み重ね，研究結果を防衛看護学に反映させ実践科学として深化させる所存です。

　医療関係者の皆様には，危機管理の対応として手にとって読んでいただけましたら幸いです。

　最後になりますが，本書を刊行するに当たり防衛医科大学校の竹村俊哉先生，堂本英治先生，西山靖将先生，藤田真敬先生，廣岡伸隆先生に多大なご支援を賜りました。この場をお借りして感謝申し上げます。

2013年12月

志田祐子

『防衛看護学』について

　看護師たる自衛官，つまり看護師の資格を有する自衛官を「看護官」といいます。
　看護官が行う看護の特徴は，防衛省・自衛隊の任務にもとづき，常に自衛隊の部隊とともに行動し，劣悪な環境においても最適な看護を提供することにあります。1952年自衛隊の前身である保安隊に，初めて階級を持った看護師が入隊して以来，自衛隊において看護官は重要な役割を果たしてきました。防衛省・自衛隊の任務は，わが国の平和と独立を守ることであり，看護官はその任務を遂行するために，平時においては病院および部隊で看護業務を行うことで技能をみがき，"もしものとき"に備えています。そして，"そのとき"がきたならば，危険を顧みず責務を完遂する看護官としての矜恃と覚悟を持って常日頃から勤務しています。
　「防衛看護学」は，防衛看護に資する理論的・実践的研究を行う学問です。本書をまとめるにあたり，これまで看護官が実践してきた看護について，その実績や教育訓練で培ってきた知見を，看護実践の場や機能という側面から5つの章に構成しました。第1章「災害看護」は，自衛隊が災害派遣活動を行う際の看護の特性についてまとめ，一般的な災害看護に更に積み上げる内容となっています。第2章「国際平和協力活動における看護」は，自衛隊の本来任務となった国際平和協力活動における看護官の役割や看護の特性について，これまでの派遣実績から得られた知見をもとにまとめました。第3章「戦傷病看護」は，有事における看護官の役割と看護の特性についてまとめています。看護官には交戦下での実務経験がないことから，諸外国，特に米軍の研究成果を参考にしました。第4章「健康管理」は，自衛隊員の健康の保持増進を支援することで，人的戦闘力の維持増進に寄与するという自衛隊における健康管理の意義について記述しています。第5章「メンタルヘルス」は，平時におけるメンタルヘルスに加えて，特殊状況下（災害時，国際平和協力活動時及び有事）におけるメンタルヘルスの重要性について記述し，わが国の防衛という任務を遂行する自衛隊員の心の健康を保つ意義について理解できるようにまとめました。また，巻末に用語集を入れ，自衛隊特有の用語についても理解が進むように工夫しました。
　防衛看護学は端緒を開いたばかりで，さらに研究を積み重ね実践科学として発展させていかなければなりません。本書の内容は，今後深化させていくべきものと考えておりますので，看護官のみならず，全国の看護師の皆様に本書を手にとっていただき，ご意見を頂戴できれば幸甚に存じます。

2013年12月

平　尚美

目次

序章　　　　　　　　　　　　　　　　　　　　　（平　尚美，山岸里美）*1*

第1節　防衛省・自衛隊を取り巻く環境 …………………………………… *2*

❶ 防衛省・自衛隊に期待される役割 ……………………………………… *2*
(1) 防衛省・自衛隊の活動基盤　*2*
(2) わが国を取り巻く安全保障環境　*2*
(3) 国際社会における安全保障上の主な課題　*3*
(4) 防衛省・自衛隊に期待される役割　*4*

❷ 自衛隊衛生に期待される役割 …………………………………………… *5*
(1) 自衛隊衛生の意義　*5*
(2) 自衛隊衛生を取り巻く環境の変化と自衛隊衛生に期待される役割　*5*

第2節　看護官の地位・役割 ………………………………………………… *6*

❶ 看護官制度の歴史 ………………………………………………………… *6*
(1) 自衛隊における衛生の編制　*6*
(2) 看護官制度発足の経緯　*6*
(3) 自衛隊における養成開始までの経緯　*7*
(4) 陸上・海上・航空自衛隊における看護師の任用　*7*

❷ 看護官の地位・役割 ……………………………………………………… *8*
(1) 看護官の職務　*8*
(2) 看護官を取り巻く環境の変化　*8*
(3) 看護官に期待される役割　*9*

第3節　防衛看護学とは ……………………………………………………… *10*

❶ 防衛看護とは ……………………………………………………………… *10*
(1) 防衛看護の特性　*11*
(2) 看護に関する概念についての考え方　*13*

❷ 防衛看護学とは …………………………………………………………… *16*

第 1 章　災害看護　　（早野貴美子，渡邊美奈子，海津真里子）　19

第 1 節　自衛隊看護における災害時の看護活動の規定要因 …… 20

1　法と制度 … 20
(1) 災害対策基本法　20
(2) 自衛隊法　21
(3) 災害派遣計画　21

2　任務 … 21
(1) 災害派遣と要請　21
(2) 災害派遣と態勢　23
(3) 任務の要素　24

3　災害の種類 … 25
(1) 災害の種類の特性　25
(2) 災害の種類と医療活動の特性　27

4　災害サイクル … 29
(1) 災害サイクルと特徴　29
(2) 災害サイクルと医療活動の特性　29

5　看護の対象 … 30
(1) 派遣隊員・派遣部隊等　31
(2) 被災地域の隊員　31
(3) 被災地域の住民およびコミュニティ　32

6　災害時の看護活動における規定要因の構造 … 32

第 2 節　災害時の看護活動における役割と機能 …… 34

1　看護官の地位 … 34
(1) 災害派遣の任務について　34
(2) 災害派遣チームの構成要員として　35
(3) 被災地域の医療機関の要員として　35

2　看護官の役割 … 35
(1) 自隊救護　35
(2) 民生支援　35
(3) 自治体・機関との連携　36

3　被災状況下における看護活動の機能 … 37
(1) 任務・地位・役割の理解　37
(2) 職務の理解と組織化　37

第3節　災害時の看護活動における組織行動 …… 39
1 看護活動における組織化 …… 39
(1) 目的・目標の共有　39
(2) 専門性に基づく采配　40
(3) 相互支援体制　40
(4) フィードバック機能　40
(5) CSCATTT　41
2 看護活動における介入プロセス …… 44
(1) 介入プロセスの要素　45
(2) 自衛隊における災害看護の介入プロセス　46

第2章　国際平和協力活動における看護 （尾立篤子, 楠見ひとみ）51

第1節　国際平和協力業務における看護 …… 52
1 国際平和協力業務における看護とは …… 52
(1) 編成部隊における看護官の位置づけ　53
(2) 看護官が担う役割　53
2 国際平和協力業務における看護の特性 …… 54
(1) 看護を取り巻く特殊な環境　54
(2) 医療リスクマネジメント　55
(3) ストレスマネジメント　55

第2節　国際緊急援助活動における看護 …… 57
1 国際緊急援助活動における看護とは …… 57
(1) 編成部隊における看護官の位置づけ　58
(2) 看護官が担う役割　58
2 国際緊急援助活動における看護の特性 …… 58
(1) 看護を取り巻く特殊な環境　58
(2) 医療リスクマネジメント　59
(3) ストレスマネジメント　59

第3節　国際平和協力活動に関連した感染症問題と看護 …… 61
1 世界の感染症の動向 …… 61
(1) マラリア(Malaria)　62
(2) エイズ(AIDS / HIV 感染症)　64
(3) 結核(Tuberculosis)　64

2 感染症問題における看護官の役割 …………………………………………… 66
　(1) 標準予防策の遵守　67
　(2) 派遣隊員の健康管理　68
　(3) 他の医療活動チームとの協働及び連携　70

第3章　戦傷病看護　　　　　　　　　　　　　〈三上由美子，川井田恭子〉73

第1節　作戦地域における看護の特性 ……………………………………… 74
1 看護官の任務・役割 ………………………………………………………… 74
2 看護を展開する場の特性 …………………………………………………… 76
　(1) 作戦第一主義　76
　(2) 劣悪な環境　76
　(3) 看護管理上の困難　76
3 作戦地域における倫理的ジレンマ ………………………………………… 77

第2節　戦傷病治療における看護 …………………………………………… 79
1 戦傷病の概念 ………………………………………………………………… 79
2 戦傷の治療 …………………………………………………………………… 80
　(1) 戦傷治療の原則　80
　(2) 戦傷治療におけるトリアージ　83
　(3) 戦傷の治療と看護（収容所まで）　83
3 収容所・野外病院における看護 …………………………………………… 87
　(1) 収容所及び野外病院　87
　(2) 受け入れ分類・処置　87
　(3) 周手術期看護　87
　(4) 病室における看護　88
　(5) 後送における看護　89
　(6) 後送間または収容中に死亡した傷病者の取り扱い　89

第3節　NBC攻撃による傷病者の看護 ……………………………………… 91
1 NBCあるいはCBRNE ……………………………………………………… 91
2 生物剤による攻撃・テロへの対応 ………………………………………… 91
　(1) 生物剤（生物兵器）とは　91
　(2) 生物剤への対応　92
　(3) 看護　94

3 化学剤による攻撃・テロへの対応 …………………………………………… 94
　(1) 化学剤とは　94
　(2) 化学剤への対応　95
　(3) 看護　96
4 核兵器及び放射線による攻撃・テロへの対応 ……………………………… 97
　(1) 核兵器及び放射線による攻撃・テロとは　97
　(2) 核兵器及び放射線による攻撃・テロへの対応　97
　(3) 看護　102

第4章　健康管理　　　　　　　　　　　　　（宮首由美子，上野美紀）105

第1節　自衛隊における健康管理 ………………………………………… 106
1 健康管理の意義 ………………………………………………………………… 106
2 健康管理の責任 ………………………………………………………………… 106
3 健康管理の指標 ………………………………………………………………… 108

第2節　健康増進・疾病予防 ……………………………………………… 110
1 原則と考え方 …………………………………………………………………… 110
2 計画・実施・評価 ……………………………………………………………… 111
3 健康診断 ………………………………………………………………………… 112
　(1) 根拠　112
　(2) 目的　112
　(3) 健康診断の種類　113
　(4) 診断後の指示区分　114
4 衛生教育 ………………………………………………………………………… 114
　(1) 定義　114
　(2) 目的　115
　(3) 衛生教育の計画　115
5 体力衛生 ………………………………………………………………………… 118
6 精神衛生 ………………………………………………………………………… 119

第3節　防疫 ………………………………………………………………… 121
1 防疫の目的 ……………………………………………………………………… 121
2 防疫業務 ………………………………………………………………………… 121
　(1) 感染症の予防　121
　(2) 発生時の対応　123

第 5 章　メンタルヘルス　　　　　　　　　　（内野小百合, 伴　佳子）*127*

第 1 節　自衛隊におけるメンタルヘルス …………………………… *128*
1 自衛隊におけるメンタルヘルスの特性 ……………………… *128*
(1) 隊員構成　*129*
(2) 職場環境　*130*
(3) 任務の多様化とトラウマティック・ストレス　*130*
2 自衛隊におけるメンタルヘルスの施策 ……………………… *131*
3 メンタルヘルスにおける看護官の役割 ……………………… *133*

第 2 節　基本となるメンタルヘルス対策 ………………………… *135*
1 部隊におけるメンタルヘルス上の課題 ……………………… *135*
(1) 睡眠障害　*135*
(2) 適応障害　*136*
(3) うつ病　*136*
(4) アディクション　*137*
(5) 自殺　*138*
2 隊員個人によるストレスマネジメント …………………………… *139*
3 部隊におけるネットワークと統制システム ……………………… *140*

第 3 節　特殊状況下におけるメンタルヘルス対策 ………………… *143*
1 災害派遣活動におけるメンタルヘルス …………………………… *143*
2 国際平和協力活動におけるメンタルヘルス ……………………… *145*
3 コンバットストレス ………………………………………………… *147*
4 トラウマティック・ストレスへの対応 …………………………… *149*

付録①　用語集 ……………………………………………（宮首由美子）*153*
付録②　年表 ………………………………………………（志田祐子）*160*

索引 …………………………………………………………………………… *163*

序章

第1節 防衛省・自衛隊を取り巻く環境

1 防衛省・自衛隊に期待される役割

(1) 防衛省・自衛隊の活動基盤

わが国が憲法のもとで進めている防衛政策は、1957(昭和32)年に国防会議と閣議で決定された「国防の基本方針」にその基礎を置いている。国防の目的は、直接および間接の侵略を未然に防止し、万一侵略が行われるときはこれを排除し、もって民主主義を基調とするわが国の平和と独立を守ることにある。これまでわが国は、憲法のもと、専守防衛に徹し、他国に脅威を与えるような軍事大国とならないとの基本理念に従い、日米安保体制を堅持するとともに、文民統制を確保し、非核三原則を守りつつ、節度ある防衛力を自主的に整備してきている。

防衛省・自衛隊の活動基盤となる法制には、日本国憲法、防衛省設置法、自衛隊法等がある。有事法制関連では、安全保障会議設置法、武力攻撃事態対処関連三法等があり、国際平和協力活動関連では、国際連合平和維持活動等に対する協力に関する法律、国際緊急援助隊の派遣に関する法律等がある。その他、活動によっては、遵守すべき国際法(国際人道法、ジュネーブ条約等)がある。

防衛省・自衛隊が活動する際には、明確な任務と根拠となる法規(法律・省令・例規・通達等)があるため、それを理解しておくことが必要である。

(2) わが国を取り巻く安全保障環境

わが国を取り巻く国際安全保障環境は、複雑で不確実なものとなっている。

米軍のアフガニスタンおよびイラクからの撤収の進展や米政府の厳しい財政状況を背景として、2012(平成24)年1月、オバマ政権は、新たな国防戦略指針を公表した。オバマ大統領は2011(平成23)年11月、オーストラリアの議会において行った演説の中で、今後、アジア太平洋地域におけるプレゼンスおよび任務を最優先とすることを明言し、日本や韓国におけるプレゼンスを維持しつつ東南アジアでのプレゼンスを向上させること等を示した。

中国は、軍事に関してもその動向が各国に注目される存在となっている。中国が、非伝統的安全保障分野における国際的な取り組みへの積極的な参加を含め、世界と地域のために重要な役割を果たしつつあることは、国際社会から歓迎されている一方

で、継続する高い国防費の伸びを背景に軍事力の広範かつ急速な近代化を推進している。中国の軍事力の近代化の現状や将来像は明確にされておらず、また、安全保障や軍事に関する意思決定プロセスの透明性も十分確保されていないことにより、各国が不信感や誤解を抱く可能性が指摘されている。

中国は、わが国の近海、特に南西諸島等において活動を拡大・活発化させている。特に、2012（平成24）年9月の日本政府による尖閣三島（魚釣島、北小島、南小島）の所有権の取得以降、「海監」船や漁船が当該領海へ頻繁に侵入している。習近平氏が、同年11月の共産党第18期中央委員会第1回全体会議において党総書記および党中央軍事委員会主席に、2013（平成25）年3月の第12期全国人民代表大会第1回会議において国家主席にそれぞれ就任し、いわゆる党権、軍権、政権の三権を掌握した。しかし、近年では、軍事力近代化に伴う軍の専門化の進展や任務の多様化等軍を取り巻く環境が大きく変化してきている中で、共産党指導部と人民解放軍との関係が複雑化しているとの見方や、対外政策決定における軍の影響力が変化しているとの見方もあり、こうした状況については危機管理上の課題として注目される。

ロシアは、世界で影響力のある国家として国益を追求していこうとしており、これまでの経済発展を背景に、国力に応じた軍事態勢の整備を行おうとしている。現在、兵員の削減と機構面の改革、即応態勢の実効性の向上、新型装備の開発・導入を含む軍の近代化等が進められている。極東においても、ロシア軍の艦艇および航空機の活動が活発化の傾向をみせているほか、大規模演習や装備近代化に向けた動きもみられている。

北朝鮮は、2011（平成23）年以降、金正恩氏を新指導者とする体制が整えられた。北朝鮮の核・弾道ミサイルの問題は、より深刻なものとなっている。北朝鮮の核問題は、わが国の安全保障に影響を及ぼす問題であるのみならず、大量破壊兵器の不拡散の観点から国際社会全体にとっても重要な問題である。北朝鮮は2005（平成17）年に核兵器製造を公言し、2012（平成24）年に改正された憲法において自らを「核保有国」である旨明記したのをはじめ、自らが核保有国であるとの主張を繰り返している。2013（平成25）年2月、北朝鮮は国際社会からの自制要求を顧みず、核実験を行った。北朝鮮による核実験は、北朝鮮が大量破壊兵器の運搬手段となりうる弾道ミサイルの長射程化等の能力増強を行っていることとあわせ考えれば、わが国の安全に対する重大な脅威であり、北東アジアおよび国際社会の平和と安定を著しく害するものである。2012（平成24）年12月の「人工衛星」と称するミサイル発射により、北朝鮮が弾道ミサイルの長射程化や精度向上に資する技術を進展させていることが示され、北朝鮮の弾道ミサイル開発は新たな段階に入ったと考えられる。

(3) 国際社会における安全保障上の主な課題

近年では、海洋、宇宙、サイバー空間といった、国際公共財（グローバル・コモンズ、Global Commons）の安定的利用に対するリスクが新たな安全保障上の課題となってきている。これが安全保障の観点から注目されている背景としては、軍事科学技術

の一層の進展や近年の情報通信技術(Information and Communications Technology：ICT)の著しい進展等を反映して，宇宙空間やサイバー空間といった従来の地理的な視点ではとらえきれない領域における活動が，国家の安全保障や人々の生活にとっての重要な基盤となっていることが挙げられる。

核・生物・化学(Nuclear, Biological and Chemical：NBC)兵器等の大量破壊兵器およびそれらの運搬手段である弾道ミサイル等の拡散問題は，依然として，国際社会にとっての大きな脅威となっている。特に北朝鮮による核兵器・弾道ミサイルの拡散や国際テロ組織をはじめとする非国家主体による大量破壊兵器等の取得・使用といった懸念も引き続き指摘されている。

国際テロ組織の分子およびそのイデオロギーに共鳴した地域のテロ組織や個人がテロ活動を行う傾向が継続しており，引き続き安全保障上の脅威であることに変化はない。背景や態様が複雑で多様な地域紛争が世界各地に依然として存在しており，中東やアフリカ地域を中心として，国際社会による紛争の対処・解決の努力が活発に行われている。主権国家間の資源・エネルギーの獲得競争や気候変動の問題が今後一層顕在化し，地域紛争の原因となることにより，世界の安全保障環境に影響を与える新たな要因となる可能性があると指摘されている。

このように，今日の国際社会は，多様で複雑かつ重層的な安全保障課題や不安定要因に直面している。これらの課題は，同時に，また，複合して生じることもありうる。これらに対応するための防衛力の役割もまた，武力紛争の抑止と対処に加え，紛争の予防から復興支援に至るまで多様化している。また，このように防衛力が重要な役割を果たす機会が増加していると同時に，外交，警察・司法，情報，経済等の手段とも連携のとれた総合的な対応が必要になっている。

(4)防衛省・自衛隊に期待される役割

2010(平成22)年12月に策定された「平成23年度以降に係る防衛計画の大綱」(以下，22大綱)にみる防衛力のあり方や自衛隊の態勢を通して，防衛省・自衛隊の役割を考える。

22大綱では，「防衛力の運用」に焦点を当て，与えられた防衛力の役割を効果的に果たすための各種の活動を能動的に行いうる「動的なもの」としていくとしている。すなわち，即応性，機動性，柔軟性，持続性及び多目的性を備え，軍事技術水準の動向を踏まえた高度な技術力と情報能力に支えられた「動的防衛力」を構築することとしている。

安全保障の目標としては，①わが国に脅威が及ぶことの防止・排除，被害の最小化，②アジア太平洋地域の安全保障環境の一層の安定化とグローバルな安全保障環境の改善による脅威の発生の予防，③世界の平和と安定及び人間の安全保障の確保への貢献，の3つを掲げている。そのために，わが国自身の努力，同盟国との協力，国際社会における多層的な安全保障協力を行う。

具体的な防衛力の役割としては，実効的な抑止及び対処として，①周辺海空域の安

全確保，②島嶼部に対する攻撃への対応，③サイバー攻撃への対応，④ゲリラや特殊部隊による攻撃への対応，⑤弾道ミサイル攻撃への対応，⑥複合事態への対応，⑦大規模・特殊災害等への対応，を重視することとしている。その他，アジア太平洋地域の安全保障環境の一層の安定化およびグローバルな安全保障環境の改善を行う。

これらの役割を果たすために，自衛隊は即応態勢，統合運用態勢，国際平和協力活動の態勢の維持・充実を図るとし，各部隊等の体制整備を行っている。

2 自衛隊衛生に期待される役割

(1) 自衛隊衛生の意義

自衛隊衛生の意義は，戦闘等で発生した傷病者の治療・後送及び平素からの隊員の健康の維持により人的戦闘力を維持・増進することである。

(2) 自衛隊衛生を取り巻く環境の変化と自衛隊衛生に期待される役割

22大綱に示されたとおり，防衛力の役割が変化している。防衛力を動的なものととらえ，即応性，機動性，柔軟性，持続性及び多目的性が重視されている。自衛隊の活動が変化するのに伴い，自衛隊衛生の役割も多様化している。

高度医療技術の進歩に伴い，劣悪な環境における作戦下においても死者0(ゼロカジュアリティ)を追求することが求められている。有能な隊員を1人失うことは部隊にとって大きな損失である。隊員が受傷した時点での救命処置及び後送間の継続的な治療を行うことで損耗を防ぐことが求められる。部隊行動の即応性・機動性が高まるにつれ，衛生支援のあり方も変化する。衛生支援を実効的に行うためには，部隊活動の特性(即応性，機動性，柔軟性，持続性及び多目的性)に適応可能な態勢を保持し，統合運用態勢下における治療後送体系を確立し，人的戦闘力の保持に寄与することが必要である。どのような状況にも対応可能な救命技術及び治療技術を維持するために，衛生科隊員各人が日頃から医療に関する専門的知識・技能を維持・向上するとともに，衛生科部隊としての高いパフォーマンスを維持することが，隊員の信頼確保及び士気の高揚につながる。

国際平和協力活動の本来任務化及び大規模災害の発生に伴い，国内外における医療支援が増加している。常に複数の国際平和協力活動が並行して行われているのに加えて，国際緊急援助活動や国内の災害派遣等，更なる災害対処能力の向上が求められている。自衛隊の活動についての国民の評価は高く，国際平和協力活動について「評価する」とする者の割合が87.4％，東日本大震災の災害派遣活動について「評価する」とする者の割合が97.7％である[1]。国民の支持が高いこれらの人道的支援に関する活動の機会は今後ますます増えることが予測される。そこで，国際平和協力活動のように長期間海外に派遣される隊員の生命及び健康を守る取り組みがなされている。派遣前から派遣中，さらに派遣後の心身のケアを行う態勢を構築することが必要である。

また，民間医療機関との連携強化が必要となっている。災害時医療体制において

は，災害拠点病院や広域搬送拠点臨時医療施設(Staging Care Unit：SCU)，避難所における活動に関して民間医療機関や災害派遣医療チーム(Disaster Medical Assistance Team：DMAT)との連携強化や役割分担が重要である。

● 文献
1) 内閣府大臣官房政府広報室：自衛隊・防衛問題に関する世論調査(平成24年1月).
http://www8.cao.go.jp/survey/h23/h23-bouei/index.html(最終アクセス日：2013年10月23日)
2) 防衛省ホームページ：防衛政策の基本.
http://www.mod.go.jp/j/approach/agenda/seisaku/kihon03.html(最終アクセス日：2013年10月23日)
3) 平成24年版防衛白書.
http://www.clearing.mod.go.jp/hakusho_data/2012/w2012_00.html(最終アクセス日：2013年10月23日)
4) 平成25年版防衛白書.
http://www.mod.go.jp/j/publication/wp/wp2013/pc/w2013_00.html(最終アクセス日：2013年10月23日)

第2節 看護官の地位・役割

1 看護官制度の歴史

(1)自衛隊における衛生の編制

1950(昭和25)年創設の「警察予備隊」が，1952(同27)年に「保安隊」，1954(同29)年に「自衛隊」となり，陸上自衛隊，海上自衛隊，航空自衛隊それぞれの組織に衛生関係部隊等が編制された。

1951(昭和26)年，針尾地区病院(熊本地区病院の前身)と福山地区病院(阪神地区病院の前身)の開設に始まり，順次，自衛隊病院が整備され，現在は自衛隊中央病院，及び全国に15の地区病院が置かれている。

(2)看護官制度発足の経緯

警察予備隊の漸次増強に伴う衛生体制強化の一環として，部隊編制定員中に看護要員(看護婦)を任用することが計画され，1952(昭和27)年5月警察予備隊看護婦任用措置要綱が示され，同年7月より募集開始，警察予備隊が保安隊と名称改正後の11月25日，保安隊において衛生看護業務に従事する者として57名の看護婦が全国より

選抜入隊し，わが国としては最初の階級をもった看護婦としての婦人自衛官（当時は婦人保安官と呼称）が誕生した。採用された婦人自衛官は，衛生学校（当時，久里浜駐屯地に所在）の婦人保安官特別課程（第2期以降は新任看護婦特別課程）に入校した。公募採用の制度は現在も続いており，看護師及び助産師または保健師の資格を有する者を毎年5名程度採用している[1]。

(3) 自衛隊における養成開始までの経緯

しばらく公募による婦人自衛官採用が続いたが，当時の状況により一般募集による人員確保が困難な状況となった。自隊養成の必要性が高まったが，教育施設・収容施設等の準備や国内法規に適する諸手続きが必要であり早期実現は難しいとの判断から，自隊養成の前段階として，日本赤十字社に教育を委託する「日赤委託看護学生制度」が検討された。日本赤十字社に看護婦養成所が選ばれたのは，過去における看護婦養成の実績はもとより，養成の根本思想に自衛隊と共通する点が多かったからである。1955（昭和30）年，第1回の委託看護学生20名が採用された。委託先は全国4か所（東京，愛知，長野，兵庫）の日赤看護学院等で，身分は保安庁職員行（二）3級，所属は最寄りの地方連絡部であった。日赤委託看護学生制度は第3回生をもって終了し，自隊養成へと移行した[1]。

1957（昭和32）年，「看護に関する技能の習得を本務とする陸曹候補者たる自衛官の任用及び教育に関する訓令」により，「陸上自衛隊看護学生」が制度化され，翌1958（昭和33）年，自隊養成の第1期看護学生が陸上自衛隊衛生学校（1955年に久里浜駐屯地から三宿駐屯地に移駐）に入隊した[2]。1959（昭和34）年に衛生学校看護学生課程は自衛隊中央病院に移管され「婦人自衛官養成所」と名称変更した。さらに1971（昭和46）年に「自衛隊中央病院高等看護学院」と名称変更し現在に至っている。

(4) 陸上・海上・航空自衛隊における看護師の任用

自衛隊中央病院高等看護学院の卒業生は，看護師国家資格を取得すると2等陸曹に任用された。他に，保健師や助産師の資格を有する看護師が公募され，採用された看護師は経験年数に応じて2等陸曹から陸曹長の階級で任用されている。

1967（昭和42）年以降，婦人自衛官制度が発足したため，陸上自衛隊の看護官・看護陸曹は「婦人自衛官（看護）」として区分された。2001（平成13）年に自衛隊中央病院高等看護学院に男子学生を募集するにあたり「陸上自衛官（看護）」と改称して現在に至っている[3]。陸上自衛隊では，有事において，衛生科部隊や病院が部隊とともに作戦地域で行動することが前提であるため，看護師が自衛官である必要がある。一方，海上・航空自衛隊においては，有事編制部隊において行動することを前提としない主に病院で勤務する看護師を，自衛官ではなく防衛省職員（技官）として採用し，衛生員等として勤務する看護師（自衛官）を公募採用している。

2 看護官の地位・役割

(1) 看護官の職務

　　看護官は，看護師国家資格を持つ看護の専門職及び衛生科幹部である。看護官の職務は，衛生科部隊等の看護官として，患者やその家族等に対する看護業務を実施するとともに，看護業務全般についての指導・監督を実施することであり，細部は以下の通りである。
　　ア　患者やその家族等に対して看護を行う。
　　イ　診療業務介助を行う。
　　ウ　看護業務全般に関する計画・実施及びその指導・監督を行う。
　　エ　看護学に関する調査・研究及び教育を行う。

(2) 看護官を取り巻く環境の変化

　　ア　国外における活動の多様化

　　1992(平成4)年に「国際連合平和維持活動等に対する協力に関する法律」〔以下，PKO(Peace Keeping Operations)協力法〕が施行・公布され，同年に「国際緊急援助隊の派遣に関する法律」が一部改正されたことにより，自衛隊衛生の任務と役割には大きな変化がもたらされた。PKO協力法は，PKO活動に自衛隊が派遣される根拠である。カンボジア，モザンビーク，ザイール，ゴラン高原，東ティモールでの活動において，衛生科隊員が重要な役割を果たした。国際緊急援助隊の派遣に関する法律の一部改正は，海外の自然災害に対して自衛隊部隊が派遣される根拠となり，ホンジュラスやインドネシアへの医療隊の派遣が行われた[2]。看護官は，2005(平成17)年からの4年間で，インドネシアへ3回派遣され，救護所や巡回による診療・予防接種の介助，メンタルヘルスを含む派遣された隊員の健康管理支援を行っている[4]。

　　看護官の活躍がさらに拡大する機会となったのは，2003(平成15)年の「イラクにおける人道復興支援活動及び安全確保支援活動の実施に関する特別措置法」の施行であった。イラクにおける支援活動の重要な柱の1つに医療支援があったため，現地の病院における診療支援や教育が行われた。2004(平成16)年からの2年間，第1～第10次群まで，合計42名の看護官が派遣され，派遣地域の病院を巡回して看護技術指導を行った。また，隊員に対する衛生教育や防疫活動，宿営地内の各部隊の勤務の特性に応じた訪問看護を実施し，派遣された隊員の健康管理という重要な任務も担っていた[4]。

　　2006(平成18)年12月15日，防衛庁を省に移行させる「防衛庁設置法の一部を改正する法律」が国会で可決成立し，2007(平成19)年に防衛庁が防衛省に移行した。また，防衛省設置法や自衛隊法の改正により国際平和協力活動が自衛隊の本来任務とされ，国際的な安全保障環境の改善に向け，自衛隊に期待される活動や任務はますます多様化してきた。それに伴い，看護官が海外へ派遣される機会も増えてきている。

イ　国内における災害派遣活動の増加

海外だけでなく国内においても，看護官の活躍の場は広がりをみせている。1959（昭和34）年の伊勢湾台風の災害発生時に出動要請が出され，これが看護官最初の災害派遣となった。それ以降，1991（平成3）年の雲仙普賢岳噴火災害，1993（平成5）年の北海道南西沖地震，1995（平成7）年の阪神・淡路大震災，2011（平成23）年の東日本大震災等，災害派遣での看護官の活躍は続いており[4]，被災者や派遣隊員への医療支援，健康管理，防疫に関する業務を実施している。

また，1995（平成7）年の地下鉄サリン事件での医療活動，2009（平成21）年の新型インフルエンザ検疫態勢の強化に伴う成田空港での検疫支援等，自然災害以外の集団災害における活動にも参加している。

(3) 看護官に期待される役割

看護官を取り巻く環境の変化により，看護官に期待される役割も増大している。

ア　看護実践及び看護学の調査・研究・教育における看護官の役割

看護官は，看護の対象に対しアセスメント・計画・実施・評価し，個人及び集団の健康を維持・増進させることを主な役割としている。高度化，複雑化，専門化する医療技術の進歩に伴い，看護官には，高い看護実践能力を発揮することが期待され，専門知識・技術の向上のため自己研鑽することが求められる。加えて，看護実践の責任者は指導監督により，看護の質を高めていく責任を担う。

また，看護学，特に防衛看護学における調査・研究を行い，科学的データの蓄積と新たな知見の発見により科学的看護実践に寄与すること，看護官育成のために教育を担うことも看護官の役割である。

イ　部隊における看護官の役割

1999（平成11）年以降，自衛隊病院勤務が主であった看護官は，衛生科部隊等にも配置されるようになった。方面隊に新たに方面衛生隊を編成し，救命率の向上及び部隊効率化を図る衛生支援体制の変換が行われたからである。方面衛生隊・師団衛生隊に新たに看護官の定員が純増された。衛生科部隊は，傷病者を治療・後送して部隊の人的戦闘力を維持・増進することを主たる任務とする。よって，看護官は，傷病者への看護に関する責任を担うと同時に，作戦上の要求と医学上の要求の調整を図るために，医療の専門職として指揮官を補佐する幕僚の役割も担う。

また，平時においては，予防的保健活動を実施し，隊員の健康管理に関して指揮官を補佐するとともに，部隊の医療技術向上のため，衛生員等に対する教育指導の役割を担う。

ウ　国際平和協力活動，災害派遣における看護官の役割

災害派遣活動においては，衛生環境が十分に整わない劣悪な環境，及び人員・物資が限られる中での医療活動が求められる。海外で発生した災害に対し国際緊急援助活動を行う場合においては，言語・風土・宗教や習慣の違いが加わり，医療活動はさらに困難さを増す。国際平和協力活動においては，派遣先の治安状況により自らの安全

を確保しつつ医療活動を行う場合もある。看護の対象は，派遣隊員，被災した地域の日本国民，該当国の被災者等であり，看護のニーズもその状況により異なる。

　これらの国際平和協力活動や災害派遣活動においては，その任務毎に医療チームが編成されるため，看護官は看護チーム内及び医療チーム内の意思疎通を図り，制限された諸条件の中で看護管理を行い最大限の成果を上げなければならない。加えて派遣先では，部外の医療機関や他国軍のカウンターパート等と調整し連携を図ることで，現地のニーズに合った効果的・効率的な支援活動に資する役割も担う。現地での活動は多班に分かれ，少数人数で活動することも多いため，看護官が活動単位の責任者になることもある。その際は，派遣任務及び上級指揮官の意向をよく理解した上で，現地のニーズにあわせた柔軟な対応と，指揮系統に則ったチーム活動とのバランスに考慮し，指揮を執る役割を担うことになる。

エ　衛生科の運用幹部としての役割

　これまでの自衛隊衛生科任務の複雑・多様化に伴って，看護官に求められる役割は増大してきた。そのため看護官は，医療の専門職としての見地から，各級指揮官の補佐を務めてきた。今後も，自衛隊衛生に期待される役割は変化していくことが予測され，看護官は役割の増大に応えていくことが求められる。

● 文献
1) 婦人自衛官10年史編集委員会：婦人自衛官10年史．pp4-6
2) 防衛衛生協会：自衛隊衛生50年史．pp6-7, pp157-158, 2007
3) 創設50周年記念行事実行委員会：陸上自衛官(看護)50年史．pp109-110, 2003
4) 北山玲子：迷彩服を着た看護師の活動，現代のエスプリ510―看護という営み．pp96-105, 至文堂, 2010

第3節　防衛看護学とは

1　防衛看護とは

　「防衛看護」という用語は，門脇(2007)[1]が「防衛医学」という言葉に対して用いたのが最初である。本節では，防衛省・自衛隊における看護の役割を踏まえ，その特性及び防衛看護・防衛看護学の概念について考察し暫定的な定義とする。なお，今後，防衛看護に関する研究を積み重ねることで防衛看護及び防衛看護学の定義が確立されていくものと期待する。

(1) 防衛看護の特性

　日本看護協会(Japanese Nursing Association：JNA)の看護の定義は，「看護とは，健康のあらゆるレベルにおいて個人が健康的に正常な日常生活ができるように援助することであり，この場合の健康のあらゆるレベルにおける援助というのは，健康危機，健康破綻，健康回復等健康のどのレベルにおいても，対象となる人がそれまでもち続けていた生活のレベル(健康な状態)にまで整えるということである。看護と他のチームメンバーとは対象の関わり方に区別されるものがある。看護師と対象との関係はある目的を目指し両者が共同していく相互作用の過程である。この過程で目指しているものは，対象の自助力への働きかけである」とされている[2]。

　国際看護師協会(International Council of Nurses：ICN)の看護の定義は，"Nursing encompasses autonomous and collaborative care of individuals of all ages, families, groups and communities, sick or well and in all settings. Nursing includes the promotion of health, prevention of illness, and the care of ill, disabled and dying people. Advocacy, promotion of a safe environment, research, participation in shaping health policy and in patient and health systems management, and education are also key nursing roles."[3]であり，邦訳では「看護とは，あらゆる場であらゆる年代の個人および家族，集団，コミュニティを対象に，対象がどのような健康状態であっても，独自にまたは他と協働して行われるケアの総体である。看護には，健康増進および疾病予防，病気や障害を有する人々あるいは死に臨む人々のケアが含まれる。また，アドボカシーや環境安全の促進，研究，教育，健康政策策定への参画，患者・保健医療システムのマネージメントへの参与も，看護が果たすべき重要な役割である」[4]とされている。

　防衛看護における看護の定義についても，上記定義と根本的な違いはない。しかし，防衛省・自衛隊の任務に基づき行われること，そして看護を提供する環境・対象が状況により異なることという2点の特性があると考えられる。

　それぞれについて述べる。

ア　防衛省・自衛隊の任務に基づき行われる

　防衛省・自衛隊の任務は言うまでもなく，わが国を防衛することであり(本章第1節参照)，防衛看護の目的はその任務達成である。防衛看護は常に部隊行動とともにあり，作戦下で行われるのを特性とする。作戦とは，一般に防衛目的を達成するための行動をいい，戦闘を含めて使用する。部隊行動の方針は作戦により規定されるため，作戦を優先した医療及び看護が行われる。

イ　看護を提供する環境・対象が状況により異なる

　防衛看護を実践する状況としては，「平時」「災害時」「国際平和協力活動時」「有事」がある。これらの状況によって作戦が異なるため必然的に看護を提供する対象や環境が大きく異なる。

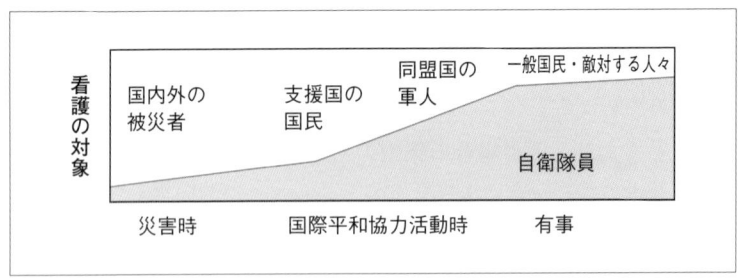

図1 任務による看護の対象
〔門脇淳子:第13章看護学,第1節総論.防衛医学編纂委員会(編):防衛医学.
p737,防衛医学振興会,2007.図2を一部改変〕

(ア)看護を提供する環境

　防衛看護においては,病院施設内にとどまらず,野外や病院以外の施設等で看護を提供する。特に,野外では自然環境に左右され,電気・ガス・給排水・通信等いわゆるライフラインが遮断された状況で看護を提供しなければならない。部隊の装備等により電気・水・通信手段が確保されたとしても,危険から自己及び患者の安全を確保しつつ看護を提供しなければならない。また,人員・資器材等が不十分な状況で限られた資源を活用し最大限の効果をもたらすよう看護を提供する必要がある。

(イ)看護の対象

　平時においては自衛隊員及びその家族を主として,一般の国民も看護の対象とする。国内の災害・事態発生時においては国民の比率が大きくなり,国際平和協力活動においては被支援国・当該国の国民が対象に加わる。有事においては同盟国の軍人のほか,敵対する国や組織の人も対象となりうる。いずれの状況においても行動の根拠となる任務・作戦により対象が変化するのが特徴である(**図1**)[1)]。

(ウ)環境と対象の健康レベルによる看護の変化

　防衛看護の対象の健康レベルは,健康の維持増進から死の看護まですべてであるが,状況によって環境及び対象が異なるため必然的に必要な看護も変化する。

　看護の対象は,上に述べたように,平時では自衛隊員及びその家族,災害時においては国内外の被災者,国際平和協力活動時には支援国の国民,有事においては自衛隊員や一般国民となる。そのため,平時においては自衛隊員及びその家族の健康の維持増進,回復への援助が主であるが,災害時やテロ等の事態発生時には災害看護やNBC看護が必要とされる。国際平和協力活動においては,当該国や地域の自然・風土や文化・風習を踏まえた看護が必要とされる。有事においては,戦闘下特殊状況の中での看護,特に戦傷による重症患者の救命,大量傷病者の看護が必要とされる。

　状況によって看護の対象の健康レベルと看護を提供する環境は異なる(**図2**)。平時における患者と災害・事態発生時・有事における患者との傷病の種類・重症度の違い等が「対象の健康レベル」の違いであり,活動する場が国内か海外か,施設内か野外か,前線に近い地域か後方の地域か等が「環境の良し悪し」である。この違いによって,看護量が異なり,必然的に人員・必要資器材等が異なる。

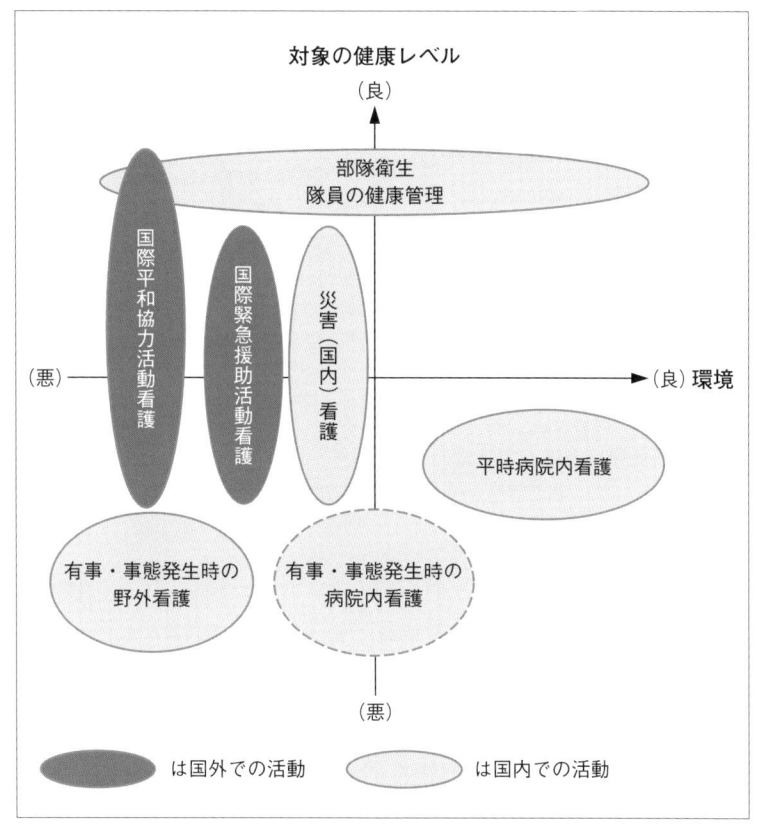

図2　防衛看護の対象と環境

　また，状況によって作戦の期間や看護量が大きく異なるため，準備・実践・撤収・事後フォローの全期間を通して適時適切な看護の人員を投入し任務達成に寄与する看護管理が必要である（図3）[1]。災害においては準備期間がないため，災害発生に伴い即時対応できるよう普段の教育訓練が重要である。国際平和協力活動や有事においてはある程度の準備期間が確保できるが，劣悪な環境下で患者数・重症度とも高いと見積もられ看護量は大となる。

(2) 看護に関する概念についての考え方

　「人間」「環境」「健康」「看護」の4つの概念について，日本看護科学学会が示す定義を踏まえながら，そのとらえ方と防衛看護における特徴を述べる。

ア　人間観

　「人間とは，身体的・精神的・社会的・スピリチュアルな側面をもつ存在であり，それらが統合された生活体である。同時に，人間は，それを構成する部分の総和以上の存在であり，単なる総和と異なる特性を示す統一体である。

　また，人間は，受胎・誕生・成長・成熟の過程を経て，やがて死を迎える生命体である。この連続的な発達段階をたどる過程において，人間と環境は絶えず物質やエネルギーを交換し，作用し合いながら変化し続ける。

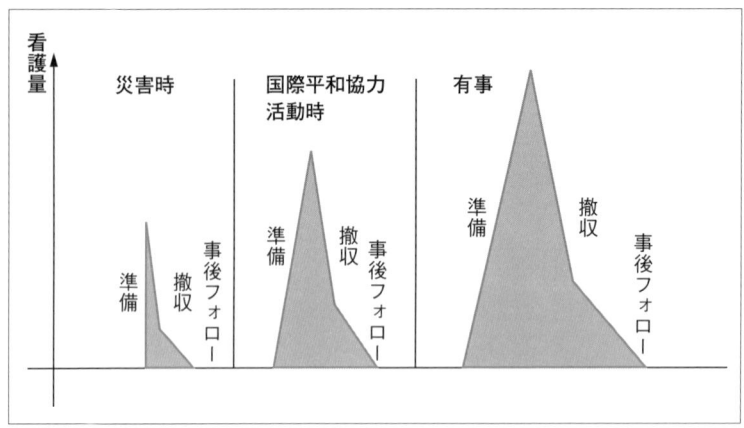

図3　各任務における看護量の所要（イメージ）
〔門脇淳子：第13章看護学．第1節総論．防衛医学編纂委員会（編）：防衛医学．
p738, 防衛医学振興会，2007．図4を一部改変〕

　さらに，人間は，発達段階や職業等が異なったとしても生物体としての共通性をもつ。その一方，同じ年齢でも成長・発達の程度が異なったり，それぞれの社会・文化的背景の中で固有の感性や価値観，役割，関係をもったりする等，他の人には代わることのできない個別性と独自性をもつ。これは，人間が尊厳ある存在であり，自分自身の価値ある生命を自覚しながら，より良い生き方を目指すという人格的自由をもち，自己を決定する能力をもつことを意味する」[5]。

　防衛看護における看護の対象は主に自衛隊員とその家族である。国防という崇高な任務のもと，事に臨んでは危険を顧みずその生命をかけて戦う個人及び集団（部隊等）を看護の対象とする。その他，看護の対象には，日本国民，災害時の国内外の被災者，国際平和協力活動時の当該国（地域）の国民（住民），同盟国の軍人，敵対する人々を含む。

イ　環境観

　「環境は，一般的に内部環境と外部環境の2つの側面に分類してとらえられる。内部環境は，生体内の恒常性を維持する内的メカニズムを含み，外部環境とは，人間の生活と生存に影響を与える外的条件を含めて，物理的環境，化学的環境，生物的環境，社会的環境」[6]のことである。

　人間は環境と相互に作用し合いながら変化する。「人間を含むすべての生物が環境の影響を受けて存在しており，影響を受けるだけでなく，存在自体が環境となり，取り巻く環境に働きかけて相互に影響しあって存在している」[6]。看護職者も看護の対象にとっては人的環境の一部であることを認識して，対象を取り巻く環境の調整を行う[5]。

　防衛看護にとって環境は重要な視点である。看護を提供する場は施設内に限らず野外であることも多く，電気・ガス・給排水・通信等いわゆるライフラインの途絶した環境下であることもしばしばある。また，国際平和協力活動・国際緊急援助活動等，海外における活動において，現地の環境（気候・文化・風土病等）は看護を実践する上

で重視すべき事項である。さらに，有事においては，看護実践の場が前線に近い地域であるほど，自己及び傷病者の安全確保，並びに人員・資材の確保が極めて困難で劣悪な環境であることが予測される。このように環境を自ら調整することが困難な状況においても，その環境に適応して，可能な限り実効的な看護を提供しなければならない。

ウ　健康観

「健康の定義には，身体的・心理的・社会的・スピリチュアルな統合的存在としての人間，絶えず変動する現象としての健康，連続体としての健康の要素が含まれる」[7]。世界保健機関(WHO)憲章(1948年)では，「健康とは単に病気でない，虚弱でないというのみならず，身体的，精神的そして社会的に完全に良好な状態を指す」と定義している。その後，オタワ憲章(1986年)は，健康を，生きる目的ではなく，毎日の生活のための資源であって，身体的能力とともに社会的・個人的な資源であるととらえている。

「健康のとらえ方は，疾患がないという概念から，心理社会的，環境的，文化的機能を含む概念へと拡大してきた。例えば，健康−不健康の段階的変化モデルは，健康を生理的レベルでとらえる臨床モデル，社会的レベルでとらえる役割遂行モデル，個人と環境との力動的関係としてとらえる適応モデル，well-beingや自己実現でとらえる幸福論モデルとして示され，健康の概念が順次拡大してきたことを表わしている」[7]。また，「個々人の生を精神，身体，他者，環境からなる自己の全関係性から見て一人一人与えられた条件において生の質を得ている状態」をホリスティックな健康ととらえる見方もある[8]。「健康は人間の基本的権利であり，社会福祉や社会保障等を受けることが保証されている。それと同時に健康づくりに国民が参加する義務もある。看護は，そのような人間の健康づくりに向けて支援する役割・機能をもっている」[7]。

防衛看護における健康とは，自衛隊員個々人においては，有事に備える頑強な身体とストレス耐性の高い精神状態を併せ持ち，自衛隊員としての使命を自覚し役割を果たせる状態をいう。防衛看護では，個人の健康を維持増進することで部隊としての健康を維持増進することに価値をおく。厳しい環境に適応し，作戦時の行動をとれるためには，個人のみならず集団のパフォーマンスが求められるからである。

エ　看護観

「看護とは，個人，家族，集団，地域を対象として，その人々が本来もつ自然治癒力(健全さ，力)を発揮しやすいように環境を整え，健康の保持・増進，健康の回復，苦痛の緩和を図り，生涯を通してその人らしく生を全うすることができることを目的として，専門的知識・技術を用いて身体的・精神的・社会的に支援する働きである。医療の発展や社会の変化により看護の役割機能は拡大してきたが，その本質がケアにあることは変わらない。すなわち，看護の特質は看護の対象である人々の身近にあり，関心を寄せ関わることにより，苦痛や苦悩に気づき，人々の尊厳を守る人間的な配慮を行うことである」[6]。

防衛看護の特徴は，有事及びあらゆる事態発生時に，看護の専門的知識・技術を用いて自衛隊員の救命・治療を行い，人的戦闘力の保持に寄与することにある。国際平和協力活動・国際緊急援助活動・災害派遣等においては，派遣時の任務に沿って，対象の国情・ニーズに合わせた看護支援を行うことである。

2 防衛看護学とは

防衛看護学とは，防衛看護に資する理論的・実践的研究を行う学問である。学問としては看護学の中に包含される。看護学が対象の健康を維持増進するための方法論的アプローチを研究主題とするとすれば，防衛看護学は看護学と同様の立場をとりながらも，防衛省・自衛隊の任務の特性という視点から研究する学問である。

防衛看護学は基盤となる看護学をもとに，様々な関連領域の知識を合わせて実践する総合的な学問分野である。関連領域とは，自衛隊の行動を律している根拠や，衛生科部隊の任務の特性や行動する場の特性を理解するための知識が含まれる。例えば，法学(国際法，国内法)，安全保障論，国際関係論，自衛隊における組織論・部隊運用に関する方法論や，公衆衛生学，感染症学，外傷学(戦傷病学)，熱帯医学，医療安全，文化人類学，宗教学である。

看護官としての教育は，これまで陸上自衛隊看護学生課程，幹部初級課程，幹部特技課程(看護師技術)で行われてきた。また，病院や部隊等でのOn-the-Job Training (OJT)も活用されてきた。看護師養成4年制化で，大学教育としての防衛看護を鑑みた場合，学ぶべき知識の理論的・実践的研究の蓄積は未だ十分ではない。防衛省・自衛隊の任務が多様化していることや，安全保障環境が不安定であることを考慮すれば，防衛看護に携わる看護師たる自衛官がその任務を達成するためには，防衛看護に関する高度で専門的な知識体系が必要であり，その知識体系は学問として系統だったものでなければならない。

本書では，防衛看護学の知識体系として，「災害看護」「国際平和協力活動における看護」「戦傷病看護」「健康管理」「メンタルヘルス」を主要テーマとし，以降の章に記す。今後，防衛看護に関する研究を積み重ねることで防衛看護学の体系がより確立されていくものと期待する。

● 文献

1) 門脇淳子：第13章看護学，第1節総論．防衛医学編纂委員会(編)：防衛医学．pp737-738，防衛医学振興会，2007
2) 日本看護協会：日本看護協会看護業務基準集 2007年改訂版．pp8-12，日本看護協会出版会，2007
3) 国際看護師協会(ICN)ホームページ：Definition of Nursing.
   http://www.icn.ch/about-icn/icn-definition-of-nursing(最終アクセス日：2013年10月24日)
4) 日本看護協会ホームページ：ICN看護の定義
   http://www.nurse.or.jp/nursing/international/icn/definition/index.html(最終アクセス日：2013年10月24日)

5) 日本看護科学学会ホームページ：看護学を構成する重要な用語集．p41，日本看護科学学会看護学学術用語検討委員会，2011
   http://jans.umin.ac.jp/naiyo/pdf/terms_120604.pdf（最終アクセス日：2013年10月24日）
6) 前掲5），p5
7) 前掲5），p22
8) 本宮輝薫：第2章 主観，意識，質への関心と健康，健康度のホリスティックな把握と評価．園田恭一，川田智恵子（編）：健康観の転換．p34，東京大学出版会，1995

第1章

災害看護

世界保健機関(WHO：World Health Organization)によると災害(Disaster)とは、「コミュニティとして対処できる能力的な限界を超えた、環境的(生態学的)、心理社会的な著しい破壊」と定義される[1]。災害時の看護活動においては、傷病者等に対する個別の介入のみならず、災害サイクルの全過程を通じて、生活基盤となるコミュニティの活力を支持し、"人々の健康な暮らし"を回復・維持・増進させる役割がある。そこで、自衛隊における災害看護とは、どのような役割を担い、機能すべきなのか、実践レベルの課題を明確にするとともに、理論的に体系化を進めることが課題である。

本章では、自衛隊が担う災害医療における看護活動について、その役割と機能を体系的に学習する。一般的な災害看護に関する基礎知識を踏まえた上で、自衛隊看護の位置づけを理解し、役割の認識につながることをねらいとする。

第1節では、防衛省・自衛隊の任務に基づく災害時の看護活動について、5つの規定要因を提示した。この5つの規定要因の構造化は、自衛隊看護の特徴と役割を理解する上で理論的基盤となる。

第2節では、多様な災害状況を包括的にとらえた上で、看護活動の"役割と機能"について、自衛隊看護の組織的な特性とともに理解を深める。

第3節では、災害時の看護活動の組織化の概要を学び、組織行動の主要な要素とともに看護活動が機能するためのプロセスを今後の展望も含めて説明する。

第1節 自衛隊看護における災害時の看護活動の規定要因

自衛隊が担う災害医療において看護活動がどのような位置づけでどのような条件・状況のもと展開されるのか、それらを規定する5つの要因、「法と制度」「任務」「災害の種類」「災害サイクル」「看護の対象」に基づいて説明する。

1 法と制度

(1) 災害対策基本法

ア 国・地方自治体の責務【災害対策基本法第3条〜5条】

住民等の生命、身体および財産を災害から第一義的に保護する責務を有するのは当該市町村及び都道府県である。その能力を超える場合は、国が補完することとなる。

イ 防衛省の役割【災害対策基本法第3条第3・4項】

防衛省は、国の指定行政機関の1つとして国の責務が十分に果たせるよう指定行政機関相互に協力するとともに、都道府県及び市町村の地域防災計画の作成・実施が円

滑に行われるように所掌業務について勧告・指導・助言・その他適切な措置をとる役割を担う。

(2) 自衛隊法

防衛省は，自衛隊の行動を遂行するために天災地変その他の災害に際して，人命または財産の保護のため必要がある場合において行動する権限を有する【防衛省設置法第5条】。

自衛隊の任務上の位置づけについては，【自衛隊法第3条第1項及び第76条〜86条】にある。「災害派遣」は公共の秩序の維持を目的とする活動であり，「防衛出動」「治安出動」「海上における警備行動」等と並ぶ自衛隊の任務行動である。自衛隊の災害派遣の根拠は，自衛隊法第83条にあり，都道府県知事その他の政令で定める者（以下，「都道府県知事等」という）が，部隊等の派遣を防衛大臣またはその指定する者に要請することができる。

(3) 災害派遣計画

自衛隊の災害派遣計画は，自衛隊法に基づく災害派遣に関する訓令，地震災害派遣に関する訓令，原子力災害派遣に関する訓令（以下，「災派訓令等」という）及び防衛省防災業務計画での災害派遣等に係る計画の作成に基づき，大規模震災災害派遣計画として自衛隊首都直下型地震対処計画及び自衛隊東南海・南海地震対処計画，地震防災派遣計画として自衛隊東海地震対処計画，原子力災害対処として自衛隊原子力災害派遣計画が作成されている。

また，災害派遣に関する訓令及び防衛省防災業務計画には指定部隊の長の計画作成が示されているとともに，災害派遣に関する訓令等，防衛省防災業務計画及び自衛隊対処計画に大規模震災災害派遣部隊の長，地震防災派遣部隊の長及び原子力災害派遣部隊の長は計画を作成し統合幕僚長に報告するように明記されており，これが方面隊等の計画作成の根拠となる。

なお，方面隊等または師団等の計画作成にあたっては，防災基本計画に基づく地域防災計画との整合を図ることが必要である（図1）[2]。

2 任務

(1) 災害派遣と要請

災害派遣は形態上，「要請派遣」「自主派遣」「近傍派遣」の3つに区分される。

ア 要請派遣【自衛隊法第83条第2項】

要請派遣とは，都道府県知事等からの要請を受けての派遣である。自衛隊の災害派遣は，都道府県知事その他政令で定める者からの要請に基づき部隊を派遣することを原則としている。その他政令で定める者とは，海上保安庁長官，管区海上保安本部長，空港事務所長とし，いかなる災害においても時機に適した災害派遣要請が行わ

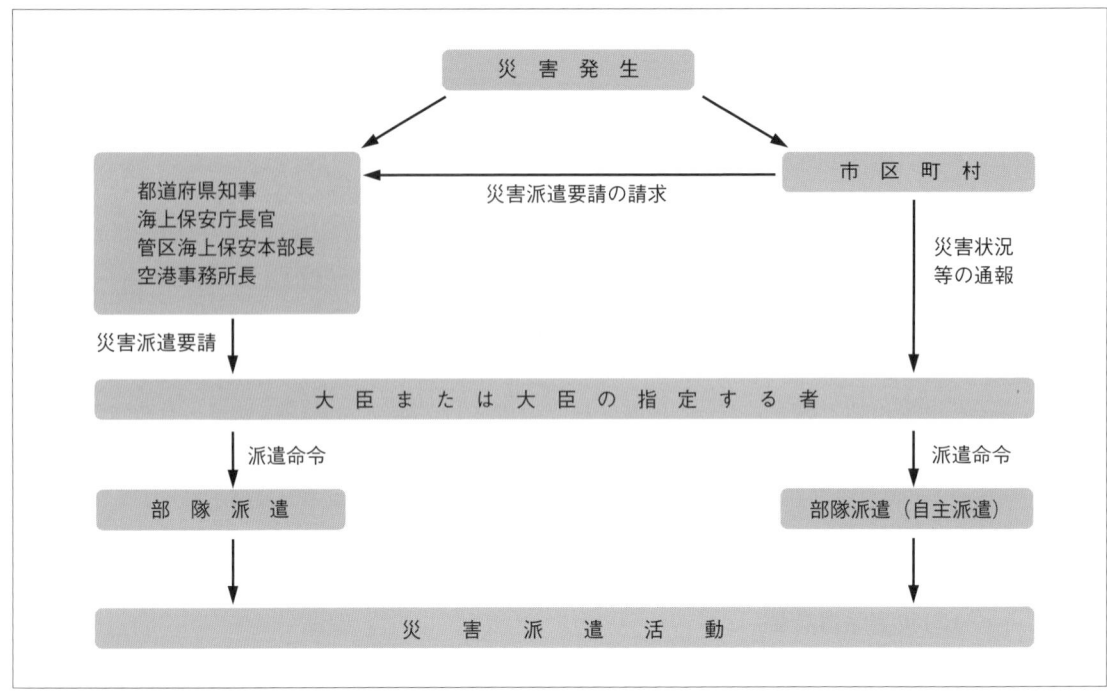

図1　災害発生から災害派遣までの流れ
〔陸上自衛隊ホームページ：災害派遣の仕組み．http://www.mod.go.jp/gsdf/about/dro/index.html より転載〕

れ，効果的な災害派遣をなし得るという考えによる．

　派遣要請を受理できる者については，自衛隊法第83条第1項において「防衛大臣またはその指定する者」とされている．この規定を受けて陸上自衛隊は，方面総監，師団長，旅団長及び駐屯地指令の職にある部隊長等が，自衛隊の災害派遣に関する訓令第3条に指定されている．

　なお，派遣された部隊等の撤収については，法律による定めはないが，要請を受けて災害派遣をすることを原則としている自衛隊法第83条第2項の規定の趣旨から，都道府県知事等の判断を尊重し，撤収の要請を都道府県知事等から得て撤収することを原則としている．

イ　自主派遣【自衛隊法第83条第2項ただし書】

　災害派遣の特性として，人命または財産の保護のために緊急性が高いことがあげられる．自衛隊の災害派遣は都道府県知事等の要請を受けて行うことが原則であるが，要請を待つことによって時機に遅れることも考えられる．そのため，「その事態に照らし特に緊急を要し，要請を待ついとまがないと認められるとき」は，災害派遣をすることができるものとし，これが自主派遣である．

　自主派遣の判断基準は，防衛省防災業務計画に明記されている．

ウ　近傍派遣【自衛隊法第83条第3項】

　本規定の趣旨は，防衛省が管理する施設をその近傍で発生した火事その他の災害から防護すると同時に施設近傍地域への社会的義務として，救護を行うためのものであ

る。そのため「近傍」の解釈は数値的に明確に示されたものではない。当該部隊等が所属する地域において，部隊が社会的義務を果たすための社会通念上，派遣することが当然であると認められる範囲とされている。

同項の「災害」は，「庁舎，営舎その他の防衛省の施設またはこれらの近傍に火災その他の災害が発生した場合」である。施設等の火災について，管理責任を有する部隊等が自ら消火活動を行うほか，管理責任のない部隊，例えば移動中の部隊で燃料補給のため立ち寄った部隊等が自らの判断で迅速に消火活動を行う根拠を明らかにしたものである。なお，「その他の防衛省の施設」には，演習場施設も含まれる。近傍派遣は，都道府県知事等の要請を必要としておらず，部隊等を派遣できるのは「部隊等の長」とされている。

エ　地震防災派遣及び原子力災害派遣

地震防災派遣及び原子力災害派遣に関しては，これまでに述べた「要請派遣」「自主派遣」「近傍派遣」要請の他に，地震応急対策または原子力緊急事態応急対策の実施についての枠組みが定められている。

(ア) 地震防災派遣【自衛隊法第83条の2】

地震災害警戒本部長(内閣総理大臣)の防衛大臣に対する派遣要請【大規模地震対策特別措置法第13条第2項】に基づき，防衛大臣が部隊等を支援のため派遣することができる。

(イ) 原子力災害派遣【自衛隊法第83条の3】

原子力災害対策本部長(内閣総理大臣)の防衛大臣に対する派遣要請【原子力災害対策特別措置法第20条第4項】に基づき，防衛大臣が部隊等を支援のため派遣することができる。

上記の地震防災派遣及び原子力災害派遣に関しては，特異かつ甚大な被害が予測される災害形態であり，国(政府)として災害応急対策を行う必要性から，直接防衛大臣に対して派遣要請が行われるものである。陸上自衛隊において派遣実施部隊の長は，地震防災派遣の場合，当該方面総監，原子力災害派遣の場合，当該方面総監及び航空機による輸送支援を行う中央即応集団司令官が指定されている【地震災害派遣に関する訓令第3条・達第3条及び原子力災害派遣に関する訓令第3条・達第3条】。

また，法律上の規定はないが，大規模震災災害派遣に関しても国(政府)として緊急対策本部を設定し，緊急対策本部長(内閣総理大臣)から防衛大臣に対して指示が行われることから，大規模震災災害派遣実施部隊の長として，陸上自衛隊においては方面総監が指定されている【災害派遣に関する訓令第2条】。

(2) 災害派遣と態勢

ア　災害派遣の事前準備

災害派遣の適時性は災害派遣の活動の成果を左右する。このため，派遣初動の円滑整斉と派遣準備態勢を先行的に強化しておくことが重要である。

また，突発的に大規模災害が発生した場合は，都道府県知事等の要請を待つことな

く直ちに派遣要領を決定し，措置することが必要である。この場合の措置内容は，①現地偵察の実施及び連絡幹部の派遣等情報収集の強化，②非常勤務態勢への移行，③準備命令の下達，④派遣部隊，資器材の準備等である。

イ　要請の確認と報告

災害派遣は，要請に基づき実施することを原則としているため，受理に際しては，自衛隊法施行令第105条（災害派遣を要請することができる者）及び第106条（災害派遣の要請手続）の規定に示されている事項を確認する。

ただし，その事態に照らし特に緊急を要し，要請を待ついとまがないと判断した場合，指定部隊等の長は，要請の確認にとらわれることなく直ちに措置することが必要である。この際，措置とともに速やかに都道府県知事等との連絡を確保し災害派遣について密接に調整を行う。

災害派遣の要請を受けた場合または，災害の情報を入手した場合，指定部隊等の長は，所要の措置を行うとともに，順序を経て直ちに防衛大臣に報告しなければならない。

ウ　災害派遣要請の受理と実施

要請の受理の要領は，通信連絡の便否，部隊等の災害派遣実施担任部隊区分等現地の実情に応じ，指定部隊等の長が要請権者と協議して取り決める。

要請は，文書によって受理することを基本とするが，特に緊急を要する場合は，口頭，電信または電話によって当初受理し，事後速やかに文書を提出させるよう措置する。

指定部隊等の長で災害派遣の要請を受けた者は，要請の内容及び，自ら収集した情報に基づいて部隊等の派遣の必要性の有無を判断し，単独でまたは，他の指定部隊等の長と協力して部隊等を派遣する等適切な措置を取らなければならない【災害派遣に関する訓令第11条および防衛省防災業務計画第3条第6項】。

災害派遣の実施の可否，その必要性の有無の判断については，災害の状況とその救助に従事すべき機関・地方公共団体等の活動状況を考慮し，次の三原則をもって判断される。この際，人命に係るものについては，特別な配慮をもって迅速な対応を図ることが必要である。

(ア)公共性

公共の秩序を維持するため，人命または財産を社会的に保護しなければならない必要性があること。

(イ)緊急性

差し迫った必要性があること。

(ウ)非代替性

自衛隊の部隊が派遣される以外に他の適切な手段がないこと。

(3) 任務の要素

災害の規模・態様は千差万別である。災害に対する抗堪力（こうたんりょく）や防災施策も地域により

差異があるので一律に規定し得ないが，災害派遣は民生の安定をねらいとし，国民の生命，身体及び財産の保護を行うものである。

　衛生科隊員の任務は，被災地域等において活動する，①自隊救護と②被災地域住民に対する民生支援としての医療活動がある。

3 災害の種類

(1) 災害の種類の特性

　災害は，自然災害，人為災害，特殊災害に大別される[3]。各災害は，その原因や規模によって特徴があり被災状況は多様である。そのため，医療活動を展開する上で，災害の特性をとらえることが必要となる。金[4]は，被災者を援助する上で災害を類型化することが有用であると述べており，①災害の範囲，②発生のスピード，③衝撃の期間，④コミュニティの準備状態，⑤中心的か辺縁的か，⑥被害の可視性の6軸を提唱し，次のように説明している。【災害の範囲】とは，地理的な拡がり，被災地の人口，死傷者数によって示される。【衝撃の期間】とは，短期間であったか，長期間であったか。あるいは，災害の襲撃が1回きりのものであったか，反復性のものであったかである。【コミュニティの準備状態】とは，その災害に対する事前の防災体制が十分であったかどうかである。【中心的か辺縁的か】については，地域社会が物理的にも社会機能的にも構造変化を起こしてしまうような災害の場合，その災害は中心的である。たまたま集まった人々を襲い，生存者が正常に機能している地域社会に帰っていくような災害を辺縁的としている。【被害の可視性】については，被害が直接目に見えたり体感されたりしにくい災害であるかどうかである。

　各災害の概要について以下に説明する。また，災害の種類と6軸の特性について，マトリックス形式で概要を整理し表1に示した。

自然災害

　自然災害は，暴風，豪雨，豪雪，洪水，高潮，地震，津波，火山噴火，台風等，地殻変動や気象による自然現象によって引き起こされる。その特徴は大きく2つに分けられる。1つは，地震や津波，火山噴火のように過去のデータや地殻変動の状況から周期的に，予測されているが発災時期を詳細に特定できない災害，いま1つは，台風，豪雪，豪雨のように気象情報等により，その時期について，ある程度情報が得られるような災害である。

　このように自然災害については，情報に特徴があり，発災に備えた準備行動に影響を及ぼす。自然災害を阻止することは困難であるが，被災の経験や過去のデータに基づいた築堤護岸工事等の物理的な防災対策，および地域住民の防災意識の向上や防災行動の徹底，避難訓練といったコミュニティレベルの取り組みによって減災につなぐことができる。

表1　災害の種類と特性

種類	災害の範囲	発生のスピード	衝撃の期間	コミュニティの準備状態	中心的辺縁的	被害の可視性
自然災害 暴風，豪雨，豪雪，洪水，高潮，地震，津波，噴火その他の異常な自然現象	【災害の種類・規模】 ▶地理的被災の範囲は災害の規模による ▶災害の規模が死傷者数に影響する ▶二次災害により死傷者数は増加する 【季節・気候・時間】 ▶発災時の季節や時間帯は死傷者数に影響する ▶発災時の季節や時間帯によっては，二次災害の危険性が高くなる 【被災地へのアクセス】 ▶被災地へのアクセスが困難な場合，救護活動が難航し，死傷者が増加する 【人口・人口構成】 ▶人口密集地は被害が拡大する ▶高齢者，障がい者，傷病者，妊婦，乳幼児・子供等の支援を要する者が多い被災地域は被害が拡大する	▶地震，火山の噴火等は予測が困難で突然発災する ▶台風，豪雨，豪雪等は警報等により情報入手がある程度可能である ▶津波，洪水等警報発令からの時間の猶予は一様ではない	▶災害の規模，種類によるが，ある一時点，一定の時間に限定される ▶地震の場合，余震の危険性は中長期に及ぶ	▶過去の歴史，被災体験により，コミュニティの準備状態は異なる ▶コミュニティの防災に対する取り組みが住民の防災意識に影響する ▶自然災害に備えた物理的環境の整備により被害を縮小できる	▶中心的 発災した地域の構造，機能が麻痺する	▶可視性
人為災害 都市大火災，大型交通災害（船舶，航空機，列車，自動車等），ビル・地下街災害，工場等の爆発事故等		▶予測できない事故等の発災が多い ▶災害の規模により，二次災害が急激に起きる危険性が高い 例）工場の爆発→地域火災の拡大	▶発災時が最大の衝撃であり，二次災害を防ぐことにより災害，事故そのものは鎮静する	▶工場，企業，交通各機関の事故防止対策が重要である ▶予測できる事故，災害に対して，地域住民への説明と対応を周知させ，事故発災時の対処訓練の徹底が必要である	▶中心的 都市火災等はその規模により地域機能が麻痺する ▶辺縁的 交通災害等は，地域の機能は維持される	▶可視性
特殊災害 放射線漏洩事故，有毒化学物質汚染・拡散事故，伝染病，テロ，戦争，NBC災害等 ◆核（nuclear） ◆生物（biological） ◆化学物質（chemical）		▶予測できない事故等の発災が多い ▶原因究明，対応の遅れにより，被害が急激に拡大する危険性が高い	▶原因物質，病原菌等により，衝撃の持続時間は一様ではないが，いずれも，一時点の衝撃とはいえず，持続する	▶人為災害の内容に加え，特に，国レベルの事故発災時の迅速な対応が必要となる ▶被害の拡大を防ぐための措置とともに，被災地域で救援・救護活動を行う者への安全確保の措置が必要となる	▶災害の規模と原因により，地域の機能が麻痺する状況にもなり中心的といえる ▶特定の区域に制限される場合は，辺縁的といえる	▶化学物質，放射線，伝染病等は，不可視性である

人為災害

　人為災害については，航空機，列車，船舶等の交通災害，工場等の爆発事故，ビルや地下街等の大規模火災等がある。これらは，人為的な要因が関わる事故であり，発災場所や時間，地形や構造物等の特徴，人口密集の度合によって被災状況が異なる。化学工場の爆発等は，周辺地域の火災へと拡大する危険性があり二次災害を考えた対応が不可欠である。

特殊災害

　特殊災害は，放射線漏洩事故，有毒化学物質汚染・拡散事故，伝染病，テロや戦争等である。特殊な防具，装備等を必要とする災害である。化学物質，放射線，病原性の細菌やウィルス等，いずれも不可視性であり，対応の遅れが被害の拡大と二次災害につながる。特にNBC災害については，①ゾーニング，②防護，③除染が原則となる。ゾーニングにより，危険区域を特定し，被災者と救護活動実施者の動線を統制する。防護衣や防護のための装備を整えて救護活動を行うこと，危険区域の活動時間を最小限にするといった対応が必要となる。除染は，NBC物質の体内への取り込みを減らし，二次汚染を防止するために必要である。不可視性であるため視覚的な判断が困難である。それゆえ正しい知識と技術をもって，救護者，医療従事者自身の生命を守り，二次汚染を阻止する救護活動と初期対応が極めて重要となる。また，地域住民の不安や恐怖は極めて大きく，パニックを防ぐ介入を考えなくてはならない。情報をどのように伝えるか，コミュニティレベルの管理，統制をいかに行うかが課題となる。

(2) 災害の種類と医療活動の特性

　表1に示したいずれの災害においても，①環境的要因：発災した場所や地域の特性（被災地域へのアクセス，人口・人口構成等），②時間的要因：発災の季節・気候・時期・時間の影響を受ける。この2つの要因が及ぼす影響とそれに伴う医療活動の特性は次のとおりである。

ア　被災者数

　医療的処置を要する患者数および，患者数の推移を考慮した医療活動を行う必要性がある。被災範囲が広範囲に及ぶ場合，都市部で人口密度が高い地域，発災の衝撃が一度のみならず繰り返し持続する場合や火災等の二次災害が拡大した場合，救助活動が難航し救出に時間を要した場合には，傷病者数が増加する。特に，都市型の災害においては，地震災害による火災，化学物質等による火災の拡大等，その影響が著しく大量傷病者への対応が必須となる。

　被災者の中には救命できず死亡に至る場合もあり，死後のケアも必要になる。災害時に死後のケアを行う目的は，①死者の身体を清潔にする，②災害等により生じた外観の変化を目立たなくする，③感染を予防する，④遺族の悲嘆を軽減することにあり，遺族への精神的援助は，その後の生活や生きる意欲を支えるために不可欠である。

イ　被災者の年齢構成

　地域の人口構成により，災害時要援護者（高齢者・障がい者・乳幼児・妊婦・外国人）の割合が異なる。要援護者はその特性に応じて，特別な対応や専門的な支援を必要とする。それらが適切に行われないと心身の健康状態が容易に悪化するため，対象に応じた医療的処置，予防的処置を行う必要性がある。

　被災地域で派遣されて活動する場合，その地域の人口・人口構成について情報を得

ておくことが必要である。巡回診療等で地域住民の医療支援を行う場合，その地域の人口構成を参考に，どのような疾病構造が予測されるのか判断し，医薬品の種類や量を見積もる。限られた時間と限られた医薬品・医療資器材で，より多くの被災者に必要な医療を提供するために活用すべき情報である。

ウ　被災地域へのアクセス

被災状況とその地域の地理的特性を把握して被災地に向かい医療活動を行う。

交通網および被災地域へのアクセス状況は，傷病者の救済，搬送手段や搬送に要する時間に影響する。傷病者の搬送においては，傷病の状態に応じた応急処置とともに，搬送時のリスクを軽減するための処置や搬送時間を予測した薬剤等の投与，急変時の対応に備えた資器材の準備が必要である。

東日本大震災においては，津波による壮絶な被害により道路が寸断され，避難所の巡回診療は困難を極めた。また，ライフラインが途絶した闇の中，瓦礫の道を移動することは危険であり，予想以上に時間を要する。巡回診療等においては，地理的特性，被災状況を加味し，移動経路と移動時間を考慮した計画を練って実働すべきである。また本部等との連絡をとり，現在地等について結節ごとに報告することが必要である。場所によっては，携帯電話等が通じないことも多い。移動中の事故の通報の遅れが救援・救助の遅れにつながる。被災者の安全確保とともに，任務にあたる隊員の安全確保に留意した行動計画が重要である。

エ　季節・気候・時間による影響

発災の時期は，傷病者数に影響を及ぼす。交通災害等は，曜日や時間帯により乗客数が異なるため事故に巻き込まれる被災者数が大きく異なる。また，冬季の乾燥した中，暖房器具を使う状況では火災のリスクが高くなる。被災者の健康管理において，夏季は熱中症や脱水等の予防，冬季は低体温，感冒やインフルエンザ等の予防が必要となる。特に，災害急性期の避難所は，過度のストレスにより免疫力が低下した状態にある被災者が密集することになる。避難所の衛生管理，感染予防対策，トイレ等（汚物処理）の使用方法の徹底を早期の段階から取り組まなくてはならない。

オ　看護活動の特性

災害時の医療活動の特性については，災害の種類や規模，季節・気候（天気，気温，降水量，風等），発災時の時間，被災地域へのアクセス状況，人口密度や人口構成といった『その時』『その地域』の状況が，被災状況や傷病者数に影響を及ぼす。このような情報を集約して，傷病者数を予測し，判断しながら"時期を逸しない医療活動"を展開しなくてはならない。つまり，看護官には，災害の種類に応じた基礎的知識や特性とともに，発災した地域特性を把握する能力，それらを情報として活用し医療・看護の活動につなぐ実践能力が必要である。このような特徴を理解した上で，医療活動が行われなくてはならない。

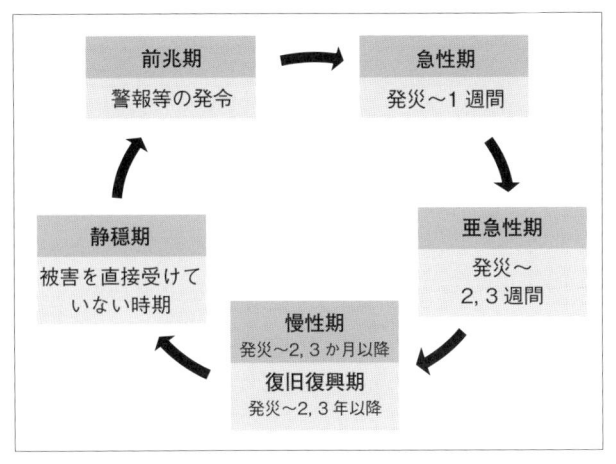

図2 災害サイクル
〔弘中陽子：災害サイクルと看護の役割．インターナショナルナーシングレビュー 28(3)：45-49, 2005 をもとに作成〕

4 災害サイクル

(1) 災害サイクルと特徴

　　災害を時間軸でサイクルとしてとらえたものが，災害サイクルである（図2）。

　　災害サイクルの時期の定義は被災の程度にもよるため諸説あるが，災害発生後から1週間を急性期，発災から2, 3週間程度を亜急性期，発災から2, 3か月までを概ね慢性期，発災から2, 3年を復旧復興期，被害を直接受けていない時期を静穏期，警報等発令が前兆期といわれ，災害サイクルとされている[5]。特に発災から3日までは超急性期といわれ，救命のために迅速に対応することが必要な時期とされる。

(2) 災害サイクルと医療活動の特性

　　災害サイクルと医療活動の特性を表2に示した。災害の種類によって傷病内容や程度は異なるが，災害サイクルの時期によって医療活動の内容には特徴がある。どの時期の活動であれば，どのような情報を収集する必要性があるのか，また，どのような治療・処置が必要でありそのための医療資器材は何が必要であるか判断して医療活動を行わなくてはならない。

　　また，静穏期には，これまでの経験や新たな情報を整理し，実践活動に備える計画やマニュアルの整備，教育・訓練や自治体や多職種との連携を図ることが不可欠である。災害を想定した実働訓練を定期的に実施し，問題点の解決や改善を繰り返すことによって，発災時の状況の多様な変化に適応できる実践能力を育むことができる。特に他職種，他機関との調整や連携については，ライフラインが途絶えた中で困難を極めるため，日頃の訓練や教育の段階で関係性を整え，綿密に役割機能を互いに理解し合うこと，そしてカウンターパートを周知しておくことが大切である。

表2　災害サイクルと医療活動

災害サイクル	時　期	主な医療活動
前兆期	警報等の発令時期	▶情報の確認：被災規模の予測・時期 ▶情報の伝達：避難時期，避難場所 ▶支援/援助の要請や受け入れ態勢
急性期	発災〜1週間	▶救出・救助活動 ▶救急医療 ▶患者，傷病者の避難誘導 ▶一時避難所等における医療活動 ▶救護所の開設と医療活動 ▶被災医療施設等の支援活動
亜急性期	発災〜2,3週間	▶感染症等の対策と対応 ▶防疫に関する活動 ▶慢性疾患患者等へ医療活動 ▶心的外傷ストレス障害に対する医療活動
慢性期 復旧復興期	発災〜2,3か月以降 発災〜2,3年以降	▶健康問題に関する二次的障害の予防と対応 ▶心的外傷ストレス障害に対する医療活動 ▶コミュニティの再編に関する活動
静穏期	被害を直接受けていない時期	▶防災計画の見直しと検討 ▶危機管理体制の見直しと検討 ▶災害医療の資器材の整備 ▶災害時の医療活動に関する教育・訓練

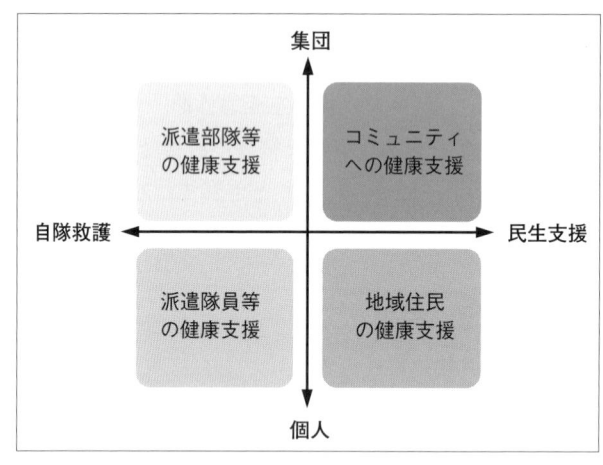

図3　看護の対象の構造

5　看護の対象

　　　　看護の対象の構造について4つの領域に区分し図3に示した。
　横軸は自隊救護と民生支援で区分した．すなわち，自隊救護の対象とは，『派遣部隊等の健康支援』『派遣隊員等の健康支援』といった自衛隊員を対象とする場合である．一方，民生支援とは『地域住民の健康支援』『コミュニティへの健康支援』で，地

域住民および，地域の機能や人々のつながりを全体としてとらえたコミュニティに対する支援である。

　縦軸は個人と集団で区分し，対象が個人であるか集団であるかを示した。個人に対する支援とは，隊員の傷病に応じて個別に対応する『派遣隊員等の健康支援』，そして巡回診療等等『地域住民の健康支援』である。集団に対する健康支援とは，部隊全体に対する健康管理や衛生教育等の『派遣部隊等の健康支援』，そして感染防止・防疫活動等，『コミュニティへの健康支援』であり地域を全体としてとらえた介入である。

　以下にその対象の特性について看護の視点を含めて説明する。

(1) 派遣隊員・派遣部隊等

　災害時における看護の対象者は，災害派遣等により被災地域で活動する隊員である。災害派遣活動によるその任務は多様であり，活動内容や活動期間によってその疾病構造に影響する。中には，慢性疾患等で継続的に治療を行っている隊員も存在する。制約があり過度のストレス状況下で勤務する隊員の状況を理解し，継続する必要性がある薬物療法の支援，感冒等の予防的介入，感染防止対策等，任務を全うできる身体的，精神的介入を適時かつ先行的に行う。この場合，疾病を有する隊員や傷害を負った隊員に対する個別の介入のみならず，派遣部隊等，部隊全体を対象とした健康管理，精神衛生管理への支援を行う。部隊への支援は，組織を構成する隊員が損耗することなく，部隊機能を維持し任務を全うするために重要である。

　隊員への健康支援は，自衛隊看護における極めて重要な任務であり，われわれだからこそ細やかな介入が可能であり，われわれでなければ介入できない看護活動である。

(2) 被災地域の隊員

　自衛隊員であり被災者である隊員に対して周知すべき点がある。その隊員とは，自らの家族や住居等が被災を受けながらも，自衛隊員として任務に就いていることである。派遣されて活動する隊員とは異なり，被災状況の中で生活を継続しながら，長期にわたり任務にあたることになる。つまり，災害サイクル全過程を被災者として体験しながら，自らの生活を営み，かつ職務を遂行しているのである。超急性期，急性期においては，共に被災地で共通の任務にあたる場合もあるであろう。その際，被災者としての心理を理解した関わりを忘れてはならない。被災地域の隊員に対する急性ストレス障害（Acute Stress Disorder：ASD）の予防を常に念頭において，休息の時間と場所の確保に努めることが極めて重要である。東日本大震災において被災地の隊員の多くが「皆が頑張っているのに，自分だけ休むわけにはいかない」と口にしていた。心身の疲労を極限まで持ち込むことがないよう，隊員個々の状態を見極め，状況に応じて所属部隊との調整を図り勤務シフト等の調整を行うことが必要である。

(3) 被災地域の住民およびコミュニティ

　被災地域住民への健康支援，看護介入については，救護所等の開設や巡回診療によって行われる。災害の状況とその救助に従事すべき機関・地方公共団体等の活動状況を考慮して，その任務や活動範囲が判断され決定される。その三原則は，①法と制度で述べたとおり，「公共性」「緊急性」「非代替性」によるものである。被災地域には，DMATやあらゆる医療機関や協会等による医療支援が展開されている。その中で，自衛隊の医療活動には何が期待され，どこで，いつまで，どのような支援のニーズがあるのか調整されることが重要である。また，行った医療活動をどのような手段で地域の医療機関につなぐのか，その連携が問われることとなる。その際，被災地域をコミュニティとして理解しそのしくみを活用できるかどうかが課題となる。

　東日本大震災の巡回診療時の実例を紹介する。巡回診療の場（公民館）に来ることができない寝たきり状態の高齢者A氏が，ストーマケアに困っていることを伝えに来た住民がいた。A氏の自宅に向かうとすでに何日もストーマ用の衛生材料がなくラパックの交換ができない状況であった。ストーマケアを行い，A氏が使っていたストーマ用の材料を何とか入手し，数日分だけ翌日届けることができた。ここで課題となるのが今後のA氏の支援をどこに，どうつなぐかということであった。かかりつけの病院も津波で流され，介護する家族も疲弊した状況である。全国から集まった医療機関のスタッフやボランティアの医療従事者が巡回診療を行っていたが，その場，その時点の活動であり被災者が生活し続ける中長期的な介入は困難である。幸い，巡回診療で出会ったその地域の保健師にA氏の状況を伝え申し送ることができたが，大規模災害でコミュニティの機能が麻痺した場合，A氏と同様の状況におかれた住民は少なくないと思われる。

　災害急性期に被災地に赴き，巡回診療によって必要な医療をタイムリーに提供することは重要である。しかし，それだけでは健康に問題をもつ被災者が，被災地で生活を継続することは困難なのである。急性期の医療支援の段階から，その地域の保健活動，医療活動につなぐことを意識した介入を行い，コミュニティ機能の回復状況を把握しながら，アプローチの糸口を見出す活動が必要と思われる。被災者がその地で生き，暮らしていけるように，限られた期間のみ看護活動を行うわれわれは，その時点で何をすべきか，そして，どこにどのように看護をつなぐのか，責任をもって取り組むべき課題である。

6 災害時の看護活動における規定要因の構造

　自衛隊における災害時の看護活動における規定要因について，「法と制度」「任務」「災害の種類」「災害サイクル」「看護の対象」について述べた。その構造を図4に示した。防衛省は，災害に関して国の指定行政機関として果たす責務を有し【国家行政組織法第3条，災害対策基本法第2，3条】，「法的根拠」のもと，「災害の種類」に応じた各種防災計画に準じ「任務」が決定される。その活動内容・時期は，「災害サイクル」の

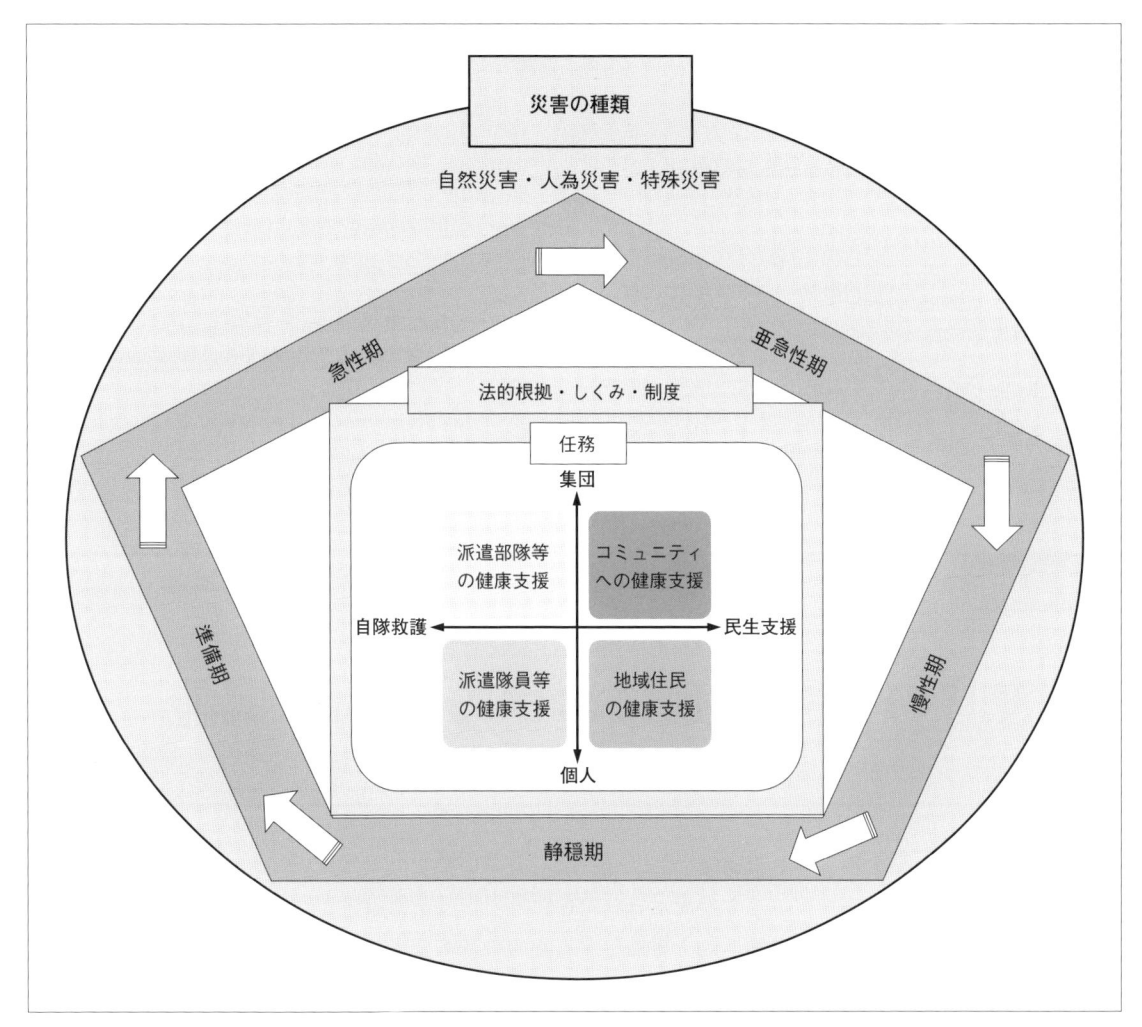

図4 自衛隊における災害時の看護活動の規定要因の構造

いずれかにあたるものであり,「任務を完遂」するために被災状況,災害サイクルの特徴に応じた看護活動が行われる。看護の「対象」については4つに区分しているが,その時の任務によるため4領域すべてに介入するとは限らない。但し,自隊救護の任務は必須である。これら5つの規定要因に基づき,活動地域の特性,活動時期・期間,活動範囲,地位,役割と権限を十分理解し,組織・チームとして看護活動は展開される。

● 文献

1) World Health Organization(WHO):Managing the psychosocial consequences of disasters. Geneva 10, 1999
2) 陸上自衛隊ホームページ:災害派遣の仕組み.
http://www.mod.go.jp/gsdf/about/dro/index.html(最終アクセス日:2013年11月10日)
3) 高橋有二:災害処理の原則と防災計画. 救急医学 15(13):1745-1752, 1991

4) 金　吉晴(編)：心的トラウマの理解とケア　第2版．じほう，2006
5) 弘中陽子：災害サイクルと看護の役割．インターナショナルナーシングレビュー28(3)：45-49, 2005
6) 上妻博明：災害対策基本法の解説．一橋出版，2007
7) 防災行政研究会(編)：逐条解説災害対策基本法　第2次改訂版．ぎょうせい，2002
8) 防衛省・自衛隊：平成24年版防衛白書．2012
　　http://www.mod.go.jp/j/publication/wp/wp2012/w2012_00.html(最終アクセス日：2013年11月10日)
9) 内閣府：平成24年版防災白書．2012
10) Landesman LY, Veenema TG：Ntural Disasters. In Veenema TG(Ed.), Disaster Nursing and Emergency Preparedness for Chemical, Biological, and Radiological Terrorism and Other Hazards. pp263-285, Springer, 2003
11) Whitehead D, Arbon P：Disaster Nursing Research. In Powers R, & Daily E(Ed.). International disaster nursing. pp561-582, Cambridge University Press, 2010
12) 南　裕子，山本あい子(編)：災害看護学習テキスト．日本看護協会出版会，2007

第2節　災害時の看護活動における役割と機能

　第1節では，自衛隊が担う災害時の看護活動が5つの要因で規定されることを提示した．本節では，その規定された枠組みの中で，看護師がどのように任務を遂行し機能するのか，看護活動を組織化するための基本要素について述べる．

1　看護官の地位

　災害派遣等は行動命令により組織編成され，その時々で構成要員，任務等が異なる．そのため，看護官の地位についてはその編成によることとなる．災害時の医療支援においては，医療分野の専門職者で構成されることが多く，各専門領域で技能を発揮することが期待されている．また，災害派遣等で看護官が複数配置された場合，看護官の中でリーダーシップをとる立場の者によって，看護官のチームの統制をはかる場合もある．

(1) 災害派遣の任務について

　災害派遣に関する命令は，諸行動の準備命令は一般命令，災害派遣の決定から撤収まで，すなわち情報収集及び関係機関に対する連絡要員の派遣，災害派遣の実施及び派遣活動間の諸行動については行動命令をもって規定される．つまり，任務及び派遣隊員の組織編成については，行動命令によるものである．
　災害派遣の場合，派遣部隊としてその組織編成をもって，被災地で医療活動を展開

する活動，例えば衛生隊として救護所や診療システムを展開し実行する。もしくは，他の派遣部隊と協働する場合や，被災地域の自衛隊病院の組織下で診療支援をする場合がある。また，地方自治体等の要請により，民間医療施設や公共施設内で医療活動を展開する場合もあり，その任務は被災状況により多様である。他部隊，他機関と協働する場合は，組織間の調整や連携，権限や責任範囲について十分に理解し共通認識を図った活動が肝要となる。

(2) 災害派遣チームの構成要員として

派遣部隊の組織編成については，その役割とともに周知することが重要となる。指揮命令系統の確立は極めて重要であり，連絡・報告・伝達の系統をいかなる状況においても徹底させる必要がある。

医療チームとしての編成は，各専門職者，医官，歯科医官，看護官（看護陸曹），薬剤官，臨床検査技師，放射線技師，および衛生陸曹，操縦手等により編成され，その構成要員数や規模については，行動命令による。

(3) 被災地域の医療機関の要員として

被災地域の自衛隊病院については，被災状況に応じた診療態勢がとられる。災害対処，日頃の地域における医療的役割を遂行するとともに，状況に応じた診療の拡大をする場合もある。また，傷病者の受け入れにおいて，自衛隊員を優先する必要性がある状況においては，入院患者の部外病院への転送等，入院患者のコントロールを要する場合もある。いずれにおいても，指揮命令系統による自衛隊病院としての任務と役割に基づき医療活動が展開される。

2 看護官の役割

(1) 自隊救護

衛生科部隊または，災害派遣部隊等の看護官として，隊員に対する診療業務の補助および看護業務を実施し，看護業務に関する計画・実施，指導監督を行う。自衛隊員の健康の回復と維持・増進，健康障害の予防を目的に，①隊員個人，②部隊を対象とするものであり，看護官は，その責任と義務を有する。

(2) 民生支援

「民生」とは，国民の生活，特に社会福祉面に関する事柄をいう。防衛省・自衛隊は，民生支援として，市民生活に関わる活動や社会に貢献する役割を担う。災害時においては，地方公共団体や関係機関等からの依頼に基づき，国民と関わる様々な分野で，民生支援活動を行っている。例えば，交通網等のインフラ破壊や，生活・生命を維持するライフラインの機能停止等に対処可能な，自己完結型の装備と組織を有する自衛隊による民生支援が行われる。災害派遣の主な生活支援として，給水支援，燃料支

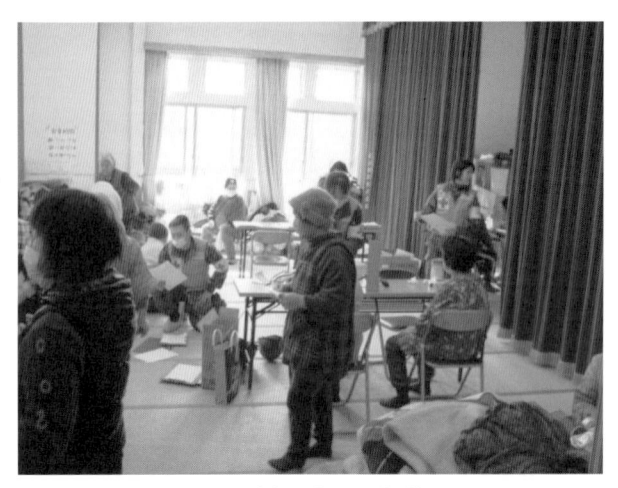

写真1 巡回診療の様子（東日本大震災時）

援，入浴支援，医療支援，防疫支援等がある。

　看護官は，医療チームとして医療支援を行い，被災地域において医療機能が停滞，麻痺している状況において，地域の保健医療機能を補完するために地域の被災者に対する医療的介入を行う。その医療チームは，医官，看護官，救急救命士，衛生科隊員等で構成され，避難所，孤立した地域や離島の巡回診療（**写真1**）や衛生管理，被災者の健康相談等を実施する。また，医療処置を必要とする傷病者を医療機関に後送するために，救護ヘリコプター・機動衛生ユニットを搭載した固定翼機等による傷病者の移送中の看護を行う。

(3) 自治体・機関との連携

　災害対策基本法に基づく『防災基本計画』の中では，防災の基本方針として，災害時の被害を最小化する「減災」のために，国，公共機関，地方公共団体，事業者，住民等が一体となった最善の対策の必要性が述べられている。また，国民の保護の責務は当該市町村及び都道府県にあるが，これら地方公共団体の対応能力を超えるような大規模災害の場合，警察，消防，自衛隊及び海上保安庁の実働部隊による災害応急対策活動が行われる。このような，各機関との調整，連携体制に基づき，自衛隊が担う医療活動の任務，役割と責任範囲の中で活動地域や活動内容が決定される。

　しかしながら，災害の規模，時系列的推移に伴いその活動内容や任務は著しく変化する。このような状況の中で自衛隊の医療チームが機能するためには，日頃の地域の医療機関とのネットワークづくりや，他機関との訓練が必要といえる。災害派遣の場合，その地域特性に関する情報が不足する中で新たなネットワークに参入するため，他機関との調整能力が求められることになる[1]。医療チームとしての実践能力と指揮命令系統が確立された自衛隊医療チームの特徴を発揮した地域医療機関との連携，行政機関との調整が重要となる。

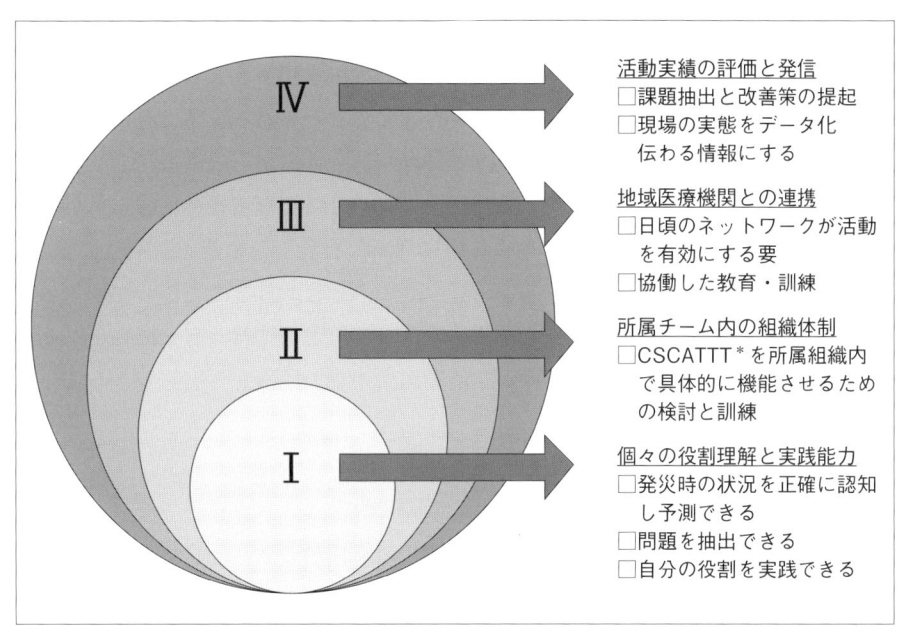

図5　災害時の看護活動における組織化を支える4要素
＊CSCATTT…41頁参照.

（図中）
Ⅳ　活動実績の評価と発信
　□課題抽出と改善策の提起
　□現場の実態をデータ化
　　伝わる情報にする
Ⅲ　地域医療機関との連携
　□日頃のネットワークが活動
　　を有効にする要
　□協働した教育・訓練
Ⅱ　所属チーム内の組織体制
　□CSCATTT＊を所属組織内
　　で具体的に機能させるため
　　の検討と訓練
Ⅰ　個々の役割理解と実践能力
　□発災時の状況を正確に認知
　　し予測できる
　□問題を抽出できる
　□自分の役割を実践できる

3 被災状況下における看護活動の機能

被災状況下における医療チームとして機能するためには，「任務・地位・役割の理解」「職務の理解と組織化」が重要である。

(1) 任務・地位・役割の理解

われわれの任務は，国民の生命，身体及び財産の保護が根底にある。災害派遣においては，民生の安定をねらいとする。看護官の役割は，看護業務に関する計画・実施，指導監督である。自衛隊員または地域住民に対する健康の回復と維持，増進，健康障害への予防を担うこととなる。

(2) 職務の理解と組織化

看護官としての役割を果たすために，被災状況，傷病の程度や状態等に応じた方法や仕組みを，被災状況下に応じた内容と方法で新たに組み立てる能力が求められる。被災地域で得た情報とこれまでの経験を融合したシステムづくりが鍵となる。被災によりあらゆる機能が麻痺し混沌とした中で，情報を整理し，医療チーム個々の能力，活用できる機能を最大限に活用した医療活動を展開する組織化を図ることが必要なのである[2]。

図5は，災害時の看護活動において組織化を支えるための4つの要素を図式化したものである。

Ⅰ段階：個々の役割理解と実践能力

　Ⅰ段階は，個々の隊員が自己の役割を理解し，被災地の看護活動における問題点を抽出して，看護実践能力を発揮することである．災害派遣に際し，任務に基づき派遣チームの行動方針に従うことは当然であるが，その行動を具現化するのは個々の能力と責任にある．現地の状況を把握し，必要な情報を集約しながら，役割と責任に基づき自分は何をすべき主体的に判断し行動できる能力が不可欠である．「指示がないので何をしていいのかわからない」「指示があるまで待っていた」ということがないよう，自ら情報収集し，チームメンバーとの情報共有を図りながら被災地域のニーズに沿った具体的な行動が，活動開始の早い段階から実施できるように取り組まなくてはならない．

Ⅱ段階：所属チーム内の組織体制

　Ⅱ段階は，所属チームの内の組織体制であり，リーダーシップ，チームワーク機能がいかに円滑に発揮されるかにある．チームリーダーは，メンバーの心身状態とともに，特技や能力を見極め，有効な役割の采配を行うことが，任務の達成に大きく寄与する．また，被災状況にある劣悪な環境下の任務にあたるため，メンバーのストレスマネジメント，メンタルケアには，積極的に取り組まなくてはならない．また，被災地の状況は刻々と変化するため，情報の共有と行動方針や具体的な行動計画について共通認識を図るためのミーティングが極めて重要となる．指揮命令系統を理解し，情報の流れを円滑にする努力を隊員各人が意識しなくてはならない．

Ⅲ段階：地域医療機関との連携

　Ⅲ段階は，地域医療機関との連携である．被災者の状態によっては専門の医療機関への後送が必要となる．東日本大震災では，ライフラインが途絶えた中で医療機関どうしの調整を図ることに時間を要した．発災当初は，多くの病院が傷病者であふれ受け入れが困難な状況にあった．また，派遣活動の場合，現地の情報や近傍の医療機関に関する知識が乏しいため判断しかねる事態も少なくない．現地の部隊，隊員からの情報を得る努力や，被災地域の医療機関に関する情報の整理は，医療活動を継続する上で重要である．

Ⅳ段階：活動実績の評価と発信

　Ⅳ段階は実際に行った活動実績を評価することである．その際，活動内容を具体的に記述する，数値データを可能な限り忠実に時系列で残すことである．このデータをもとに，災害時の看護活動の経験がない看護官の教育・訓練を計画し，より実践的な能力を育成することが課題である．また，活動においてどこに課題があったのか，改善するにはどうしたらいいのかを詳細に検討することが次の活動の備えとなる．個人の能力の問題なのか，チームマネジメントの問題なのか，組織体制の問題なのか，他機関との連携やシステムの問題なのか，データを分析し客観的に問題を抽出し，改善

の方向性を導くことが必要である。

● 文献
1) 丸川征四郎：経験から学ぶ大規模災害医療―対応・活動・処置. pp31-50, 永井書店, 2007
2) 石原　哲：災害における各組織の役割. 救急医学 32(2):150-160, 2008
3) 黒田裕子, 酒井明子(監)：新版 災害看護―人間の生命と生活を守る. メディカ出版, 2008
4) 勝見　敦：災害訓練. 救急医学 32(2):137-141, 2008
5) 石原　哲：第Ⅱ章 災害医療を支えるもの―災害における各組織の役割. 大橋教良(編)：災害医療―医療チーム・各組織の役割と連携. pp42-66, へるす出版, 2009

第3節 災害時の看護活動における組織行動

本節では，災害時に組織化された看護活動を展開するために必要な，マネジメント機能，チームワーク機能についての概要を理解することをねらいとする。また，看護活動が機能するためのプロセスを今後の展望も含めて説明する。

1 看護活動における組織化

第2節において，災害時の医療活動において組織・チームとしてその機能を発揮するために組織化の技能の必要性を述べた。組織化を図るための主要要素とは，「目的・目標の共有」「専門性に基づく采配」「相互支援体制」「フィードバック機能」の4つである。

(1) 目的・目標の共有

災害時の状況は，その規模，時系列的推移とともに医療的ニーズは著しく変化する。災害サイクルの特性を理解し，今何をすべきか，さらに予測される二次的課題や健康問題の悪化を未然に防ぐための措置を含めて医療活動の目的・目標を決定しなくてはならない。医療チームは医官をはじめ各専門職や衛生陸曹等で編成される。チーム構成要員各人が，何に向かってその役割を遂行するのかの共通認識を図ることが肝要である。チーム各人の見解を議論しながら行動方針を定めることも必要となり，状況に応じた判断により優先順位を決定することとなる。自衛隊の看護活動の場合，明確に任務が付与された中での活動であるが，被災地の活動において，具体的に何を目的・目標とし，何を最優先させるかを決定し実行することは，決して容易ではない。なぜなら，被災地の山積された健康課題を目前にすると，何もかも優先順位が高く，

メンバー各々の価値観や看護観の影響もあり、優先すべき課題の認識が異なる場合があるからである。今何を最優先に取り組むかを明確にし、チーム内の統制を図ること、また、指揮命令系統による決定事項に従い、それに向かって最善を尽くすことが重要である。

(2) 専門性に基づく采配

医療チームの構成要員数は限られているが、最大限、各個人の技能及びこれまでの経験を活かした采配を行う。その際、業務量やその業務に要する時間、役割過重がないかを十分に配慮することが必要となる。活動期間によっては、相当の負担が生じる。また、個人のストレス耐性は異なることも思慮し、采配とともに活動シフトの調整、役割の交代等を行うことが必要である。

例えば、大規模震災の超急性期の場合、途絶えることなく救護所を受診する傷病者、重傷者の後送、救護所で入室し不穏状態にある被災者への対応、入室中の高齢者の定期的な吸引や事故防止対策等、限られた要員と医療資器材で対応することになる。このような不眠不休の状況が連日になると、チームメンバーの運用を状況に応じ考慮しなくてはならない。メンバー個人の能力と体力、さらに心身の疲労の度合いを見極めながら、チーム全体の運用をバランスよく采配することが必要である。

(3) 相互支援体制

医療チーム要員間の相互支援体制の要素とは、「メンバー間の意見交換」「対応困難時の協力依頼」「メンバーの業務量を考慮した主体的支援」「予定外の職務に対する役割分担」「困難感・不安等の感情の共有」の5つがある。

いずれも、自己の役割を遂行しながら、メンバーへの関心があること、コミュニケーションが円滑にできる関係性にあることが前提となる。災害超急性期および急性期、医療活動が長期化する状況において、チーム機能を維持する上で極めて重要な要素である。メンバー全員が集まる機会を、毎日必ず設けることは、1日の活動や情報を共有するのみならず、被災地域の活動を通じて募った悲しみや苦悩、葛藤を分かち合う場となり、その意義は大きい。また、看護官は医療職の中でも、日頃からあらゆる職種と連携を図りながら看護を行っている。その技能を発揮して、チームメンバーの調整役としてメンバー間の関係構築とチームワークの形成に積極的に関わることが期待される。

(4) フィードバック機能

医療活動において、活動成果は即座に目に見えるものではない。山積する課題の対応に追われ、メンバーは心身ともに疲弊する状況が起こりうる。

また、劣悪な環境から期待する医療活動の成果が得られない場合も少なくはない。自らの活動に意味があるのか、無力感に陥る場合や医療チームの目的・目標に向かう意欲や意義に懸念を抱くことにもなりうる。そのような状況の中で、日々の活動に対

```
C ▸ • Command & Control：指揮・統制
S ▸ • Safety：安全
C ▸ • Communication：情報伝達
A ▸ • Assessment：アセスメント（評価）
T ▸ • Triage：トリアージ
T ▸ • Treatment：治療
T ▸ • Transport：搬送（後送）
```

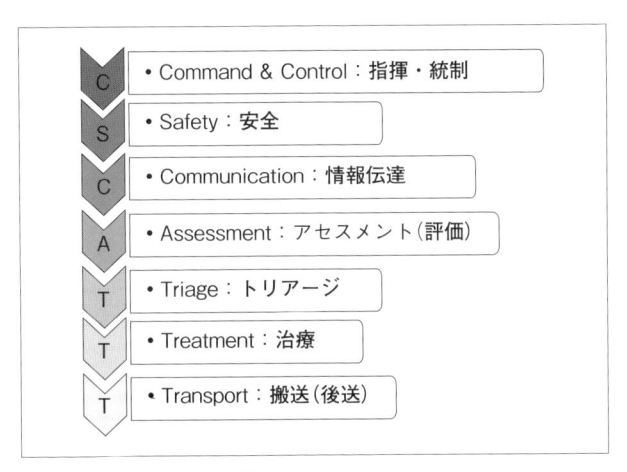

図6　災害時の体系的対応

する情報提供と慰労が不可欠となる。

(5) CSCATTT

災害時の医療活動において，多数傷病者発生時(major incident)における，現場の体系的対応として以下のア～キまで7つの基本原則がある[1]。各項目の頭文字から"CSCATTT"といわれている（**図6**）。

ア　指揮・統制：Command & Control

混乱した現場で，迅速に秩序を取り戻すことが重要であり，そのためには効果的な指揮と統制が必要である。現場での保健医療サービスを統括する指揮官をはじめとし，災害医療にかかわるすべての保健医療要員にとって有用である。

イ　安全：Safety

安全については，『安全の1-2-3』とわれ，その優先順位が示されている。まず1番は自分の安全，2番目に現場の安全，3番目は傷病者の安全である。安全確保については，3つの側面，自分(self)，現場(scene)，被災者・傷病者(surviver)の頭文字をとって3Sともいわれる。

自分の安全確保においては，服装，携行品，被災状況に応じた防護衣の着用も含まれる。現場の安全については，火災，有毒ガス，建築物の倒壊の危険性を判断し，立ち入り制限等の提示や情報伝達を徹底されることが必要である。被災者・傷病者が二次的被害を回避，防御できる措置をとることは，看護官の役割である。

ウ　情報伝達：Communication

情報伝達は大規模災害時，最も多くみられる弱点である。良好な情報伝達は大規模災害への効果的な対処の中核となる。

情報伝達について留意すべき事項を**図7**に示した。災害時の特徴は，情報が刻々と変化することである。情報を正確に，必要な時期に，情報を必要するところに伝えられるように努めなくてはならない。

```
情報伝達は大規模災害時，最も多くみられる弱点である．
良好な情報伝達は大規模災害への効果的な対処の中核となる．

【発災時伝える情報】          【情報伝達の不備】      【情報伝達の手段】
M：major incident            □情報の質              □face to face
   大規模災害の「宣言」         ＊内容・精度           □無線
E：exact location            □情報の量              □携帯電話
   正確な発災場所              ＊不足，重複           □伝令
T：type of incident          □情報の方向性          □掲示板
   事故災害の種類              ＊情報の流れ           □メガホン
H：hazard　危険性              ＊発信と受信           □笛
A：access　到達経路
N：number of casualties
   負傷者数
E：emergency services
   緊急サービス機関
```

図7　情報伝達において留意すべき事項

エ　アセスメント(評価)：Assessment

災害時における看護の評価については，現在課題とするところである。基本的には，日頃の看護のアセスメントと同様であるが，医療資器材の不足，時間的制約，多数の傷病者への対応が災害急性期の看護活動を困難にする。

そのため，次の3点に着意することも必要である。

(ア)評価は必ずしもすべてが正確である必要はない。何を優先すべきか，どこに最も緊急性の高い介入が必要かを考える。

(イ)マネジメントは段階的，経時的に評価・修正されればよい。

(ウ)継続して評価・修正することが重要である。

オ　トリアージ：Triage

トリアージとは，限られた人的・物的資源の中で最大多数の傷病者に最善をつくすために，緊急度・重症度・予後を考慮して傷病者に治療優先順位をつけることであり，1人でも多くの命を救うという概念である。

トリアージには，①正確性，②迅速性，③普遍性が求められ，災害時におけるトリアージでは極めて早い判断が要求されるため，1人の患者につきおよそ30秒以内に，搬送・治療優先順位決定のための評価を行う。

(ア)トリアージの区分

災害医療におけるトリアージでは，対象者を主に4つに分類して治療の優先順位付けを行う(表3)。

(イ)START法(Simple Triage and Rapid Treatment)

トリアージの方法の1つであるSTART法(図8)は，大量の傷病者を迅速にトリアージするために短時間で実施可能な方法で，呼吸，循環，意識レベルで治療の優先順位の評価を行う。最初に呼吸の有無を確認し呼吸がなければ気道確保を行い，それ

表3 トリアージ区分

順位	分類	識別色	傷病等の状況
第1順位	最優先治療群	赤色（Ⅰ）	直ちに処置を行えば救命が可能
第2順位	非救急治療群	黄色（Ⅱ）	多少治療の時間が遅れても生命には危険がない者 基本的にはバイタルサインが安定している者
第3順位	軽処置群	緑色（Ⅲ）	上記以外の軽症でほとんど専門医の治療を必要としない者
第4順位	不処置群	黒色（0）	直ちに処置を行っても明らかに救命が不可能な者，又は既に死亡している者

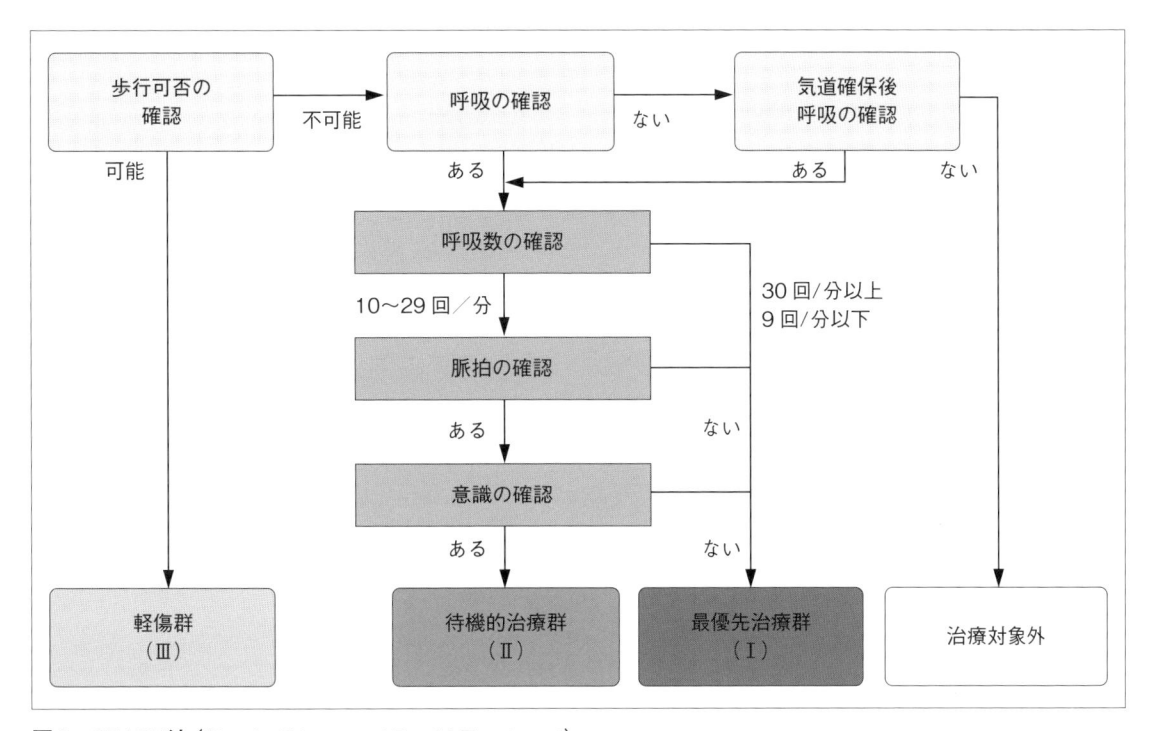

図8 START法（Simple Triage and Rapid Treatment）

でも呼吸がなければ治療対象外とし，呼吸が出れば呼吸数の確認へと移る。呼吸のある傷病者では，呼吸回数が1分間に30回以上または9回以下は最優先治療群，10〜29回であれば次に橈骨動脈の脈拍を触れ，触れない場合には最優先治療群とし，触れる場合にはさらに意識の有無を確認し，意識がなければ最優先治療群，意識があれば待機的治療群とする。

カ　治療：Treatment

最大多数の傷病者に最善をつくすために，救命可能な負傷者を発見し，治療することである。また，災害現場においては，根治的な治療を目指すものでなく，生命の危機を脱するための呼吸・循環の安定化のための処置を行い，傷病の状態に対して適切な医療施設への搬送に耐えうる状況とすることが重要となる。また，限られた医療器材を有効に活用できる工夫をすることや，治療環境を整えることが看護官の重要な

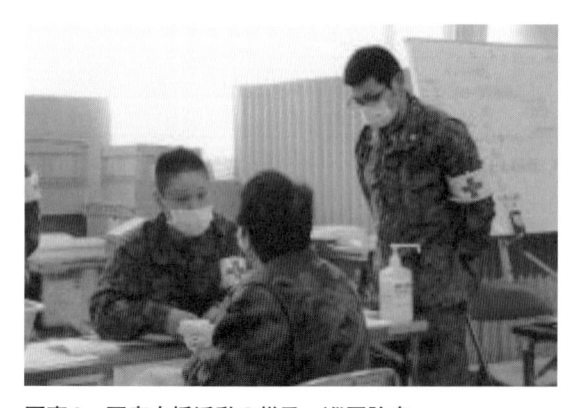

写真2 医療支援活動の様子，巡回診療
〔陸上自衛隊ホームページ：http://www.mod.go.jp/gsdf/news/dro/2011/20110402.html より転載〕

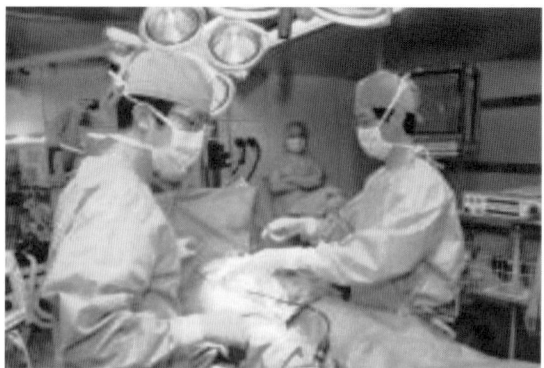

写真3 医療支援活動の様子，移動式医療システム内での治療
〔陸上自衛隊ホームページ：http://www.mod.go.jp/gsdf/news/dro/2011/20110429.html より転載〕

役割となる。

　自衛隊は防衛省が定める「防衛省防災業務計画」で，大規模震災時の災害派遣において実施する救援活動として応急医療・救護及び防疫，人員及び物資の緊急輸送（患者の搬送），物資の無償貸付及び譲渡（医薬品の提供）等が定められている。自衛隊中央病院のほか，自衛隊地区病院を後方支援拠点施設として患者受け入れ等の要請に備え，医療用天幕，救護用エアドームや野外手術システム等を用いて被災地に医療施設を開設して医療支援を行う（**写真2，3**）[2,3]。大規模災害においては，交通路が確保された地域では民間の医療支援に委ね，交通が遮断され外部からの接近が困難な被災地では自衛隊による医療支援とする等，治療環境を整えることも求められる。

キ　搬送（後送）：Transport

　搬送は大規模災害における医療支援の第3段階である。トリアージ，治療によって搬送順位，搬送方法は変わってくる。可能な限り円滑にかつ効率よく傷病者を搬送できるように努めることが最重要課題である。さらに，傷病者の状態に応じた治療に適切な医療機関への迅速な搬送も重要となる。

　災害現場での応急処置は，傷病者の数や傷病の程度を考慮しながら原則として必要最小限の治療にとどめる。トリアージの結果，最優先治療群の患者から治療可能な災害拠点病院や後方医療機関への搬送が行われる。その際，自衛隊は，車両や航空機を用いて被災地域の傷病者等の患者搬送（**写真4，5**）[4]や医療チーム等の輸送を支援する。航空自衛隊においては，災害時に発生する重症患者の後方搬送に備えた多機能モニター，人工呼吸器，超音波診断装置等が装備された機動衛生ユニット（**写真6**）[5]が搭載された航空機による重症患者搬送が行われる。

2　看護活動における介入プロセス

　自衛隊における災害時の看護活動について，各種法令，任務に基づく組織化された

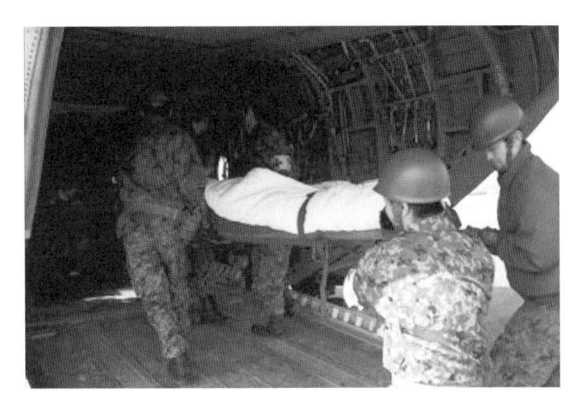

写真4　患者搬送の様子
〔陸上自衛隊ホームページ：http://www.mod.go.jp/gsdf/crf/pa/saigaihaken/touhokutihoujisin/1hb-touhoku/kuuyuninnmu/1hb-kuuyuninnmu.html より転載〕

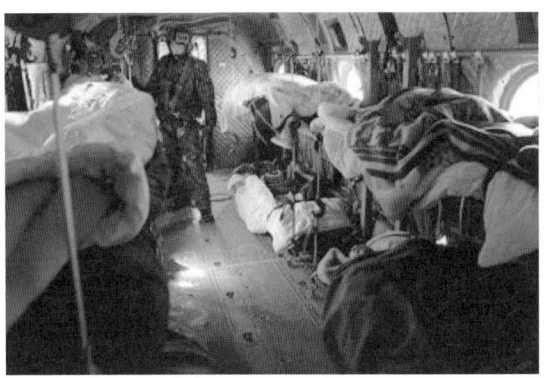

写真5　空輸中の機内の様子
〔陸上自衛隊ホームページ：http://www.mod.go.jp/gsdf/crf/pa/saigaihaken/touhokutihoujisin/1hb-touhoku/kuuyuninnmu/1hb-kuuyuninnmu.html より転載〕

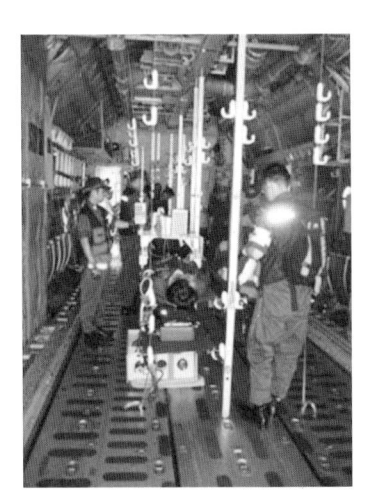

写真6　機動衛生ユニット
〔航空機動衛生隊ホームページ：http://www.mod.go.jp/asdf/ames/ より転載〕

活動であることを述べてきた。ここであらためて災害看護とは何かを再考し，その上で，自衛隊における災害看護をどのように展開していくのか，介入プロセスと今後の展望について述べる。

(1)介入プロセスの要素

災害看護とは，『災害に対する看護独自の知識や技術を体系的に，かつ柔軟に用いるとともに，他の専門分野と協力して，災害に及ぼす生命や健康生活への被害を極力少なくするための活動を展開すること』[6]と定義される。

自衛隊における災害時の医療活動では，これまで超急性期，急性期の活動が大半を占めている。しかしながら，災害看護は，ある一時点の活動ではなく，災害サイクルを連続する一連のプロセスとして展開される活動である。つまり，急性期の救命や大量傷病者の治療・処置，救護所や巡回診療による医療支援は，危機的状況を回避し，

その後の生活を取り戻し、健康を回復・維持・増進につなぐための活動なのである。人々が生活する地域、すなわちコミュニティが蘇り、地域住民が生きる意欲をもって健康に暮らし続けられること、そして災害に備え防災行動が整えられることが、災害看護の目指すところである。この災害看護の目標を十分に理解した上で、自衛隊が担う看護活動の機能を考えることが国民の安全を守る自衛隊看護の使命であり、課題とするところであろう。

本項では看護活動の機能について、3つの介入プロセス、すなわち、『みる・考える』『つなぐ』『動かす』に従って説明する。

みる・考える

対象をみる視点と、対象に対して介入する内容や方向性を考えることである。
この視点と思考に基づき情報収集が行われ、次の段階の介入の目的につながる。

つなぐ

活動の目的・目標を定め、そのために活用できるスキルを整えること、もしくは、使えるスキルを最大限に活用できるようにすることである。災害看護は、単独で目的を達成することは難しく、人的資源、物的資源、ネットワークを組み合わせて、機能をつないで活動しなくてはならない。

動かす

実際に成果を出すための活動である。その際、目的達成志向をもって、戦略的に介入する。

(2) 自衛隊における災害看護の介入プロセス

表4では、『みる・考える』『つなぐ』『動かす』3つの介入プロセスに従って、①保健活動、②医療・看護活動、③自衛隊における看護活動の3軸を提示した。

保健活動については、日頃、地域の保健師が担っている機能である。また、医療・看護活動については、災害基幹病院、災害拠点病院やDMAT等が、発災時や、災害に備えた活動である。これら2つの活動を踏まえた上で、自衛隊は災害時にどのように機能すべきか、その展望も含めて考えていくことが必要である。

みる・考える

看護対象は、先にも述べたとおり、①自衛隊員、②部隊、③地域住民、④コミュニティである。自衛隊の場合、任務が付与された活動であるため、その任務に応じて介入する内容や方向性を考えることとなる。その際、指揮系統、責任と権限の理解、活動範囲を周知しておくことが大前提である。

第3節 災害時の看護活動における組織行動 47

表4 自衛隊の災害時における看護活動と展望：災害における「保健活動」と「医療・看護活動」の機能に着目して

機能		要素	災害における保健活動（コミュニティへの介入）	災害における医療・看護活動	自衛隊の災害時における看護活動と展望
災害サイクル全課程の特徴			●静穏期，準備期，急性期，亜急性期慢性期の全課程を通じて，コミュニティに密接に関与する活動 ●自助，共助，公助のシステムづくりネットワークづくりが，減災に直結	●災害基幹病院，災害拠点病院等が主体となり発災時に対処できる医療体制づくりとネットワークづくり（教育・訓練実施） ●DMAT等による全国規模の災害医療体制が整備（主として急性期の医療活動） ●中長期にわたる被災者の心のケア	□大規模災害等において，災害派遣要請を受け，派遣命令による活動 □即応力，機動力，人的資源（マンパワー）への期待が大きく，急性期に活動することが多い
活動〈介入〉のプロセス	みる考える	視点	個の生活およびコミュニティの機能の回復・維持・増進 →地域住民・コミュニティを健康という側面から，生活の質を向上	生命維持および健康生活への被害を最小限にする	□隊員個別の健康への支援 □部隊運用としての健康管理支援 □被災者の健康回復への支援 □コミュニティに対する安全確保と健康回復への支援 →例）伝染病，感染症の蔓延防止
		思考の方向	●予防的観点（防災・減災対策） →短期（今）－中期－長期 ●予備力の備え ●個の力の充実と活用 ●地域の力の促進と活用 ●地域力の発掘と応用 ●地域住民の適応力の拡大	●個が直面する問題 ●個に影響を与える問題 ●個←家族←環境・物理的要因 ●大量傷病者・被災者に対する健康への介入策 ●災害サイクルの現時点の課題 →時間・時期に応じた介入	【任務完遂に向けた思考】 『与えられた任務をその期間でいかに達成させるか』→任務の理解が原点 □指揮系統の理解 □任務と責任・権限の理解 □活動範囲とその状況（地域）の理解 →情報収集・集約 □看護の対象の健康に関するアセスメント（顕在する課題，予測される課題，回避すべき課題） □自隊の能力把握（人的・物的能力）
	つなぐ	目的（目指す方向）	災害という危機に備えた地域づくり発災時の地域としての対処能力の向上 ●今あるつながりを活かす →さらにネットワークをどこに，どのような順序で拡大するかに着目 ●自助と共助のシステムの発展 →災害サイクルの静穏期，準備期に地域住民の防災意識，防災行動にむけたエンパワメント，自助，共助のしくみづくり	健康課題に関する問題解決と悪化・危険の回避が目的 ●目的に応じた連携 ●日頃のネットワークの活用 ●災害サイクルの静穏期，準備期に調整，システム化，ネットワークづくり →発災時に機能するしくみづくり	任務→具現化した活動目的 □各部隊間の連携 □行政機関・地域医療機関との連携 □自治体組織・コミュニティとの連携 ＊災害の種類，災害サイクルに応じて『どこ』に『どのような』連携を図るか ＊保健所，訪問看護ステーションとの調整が必要か→被災者・被災地域の今後の生活をどこまで考えるか
		スキル（技）	地域のネットワークの活用 ●地域の強みを活かす ●日頃のネットワークの活用 ●住民とのつながりを活用	医療を提供するネットワークの活用 ●各医療専門職との連携 ●応急処置機能 ●患者護送機能（広域搬送システム）	□衛生科のネットワーク活用 □自衛隊のネットワーク活用（行政機関・警察・消防等） □地域医療機関とのネットワーク活用 □被災地域にある部隊と地域（住民）との関係性の活用
	動かす	志向	コミュニティに働きかけ，地域力を発揮させる	介入する医療（各専門職）や関連機関の連携，協働のコラボレーション機能の充実を図る	アウトリーチ志向 □被災地の現地で進んで情報を獲得 □任務達成に向けて，現地のニーズ，問題解決，危険回避行動に向かう
		戦略	コミュニティにあるネットワークが機能する複数のスイッチを同時に作動 ●起動する人，組織を使う ●生活に必要な機関，企業，組織に発信し，働きかける ●情報をもつ人・組織から情報がタイムリーに流れるようにする	医療機関の間で危機的状況に備え，整備しているネットワークを起動 ●医療機関どうしの連携 ●救命救急対応のシステムの活用 ●地域を越えた全国規模の医療体制で対応する ●災害基幹病院，拠点病院の機能発揮	徹底した組織化された行動と部隊間の連携，行動方針に基づく部隊運用 □派遣部隊等の要員に行動方針を周知させ，役割に基づく采配 →隊員は役割を理解し任務を遂行 □状況の変化→方針の変更に柔軟に対応 □被災地の現場で活動する隊員からのボトムアップの情報をいかに活用するかが課題

(つづく)

つなぐ

任務を解釈し，具現化した活動目的を明確にすることが重要である。その際，部隊間の連携，衛生科のネットワークを活用することは有用である。

また，表4にある保健活動や医療・看護活動がどのように展開されているのか，可能な限り情報を入手し，連携を図ることが被災地域のニーズに沿った活動となりうる。

表4 つづき

機能		要素	災害における保健活動（コミュニティへの介入）	災害における医療・看護活動	自衛隊の災害時における看護活動と展望
地域力の回復と発展	ソーシャル・キャピタル（人々の協調行動を活発にすることによって社会の効率性を高めることのできる，「信頼」「規範」「ネットワーク」といった社会組織の特徴）	【信頼】	●地域住民間で育つ信頼関係 ●コミュニティに対する住民の愛着形成 ●相互支援から形成される住民間の信頼関係	健康回復の過程を通じた患者・被災者と各医療専門職者との関係性（信頼関係の発展）	□自衛隊の駐屯地，基地等はその地域・住民とともに生活し，地域貢献に努力し関係性を築きあげている □被災地域において，健康という観点から，コミュニティの回復に向けた，中長期的な役割を考えることが必要 □被災地域にある期間のみ支援する部隊等については，その地域の部隊等を通じて，コミュニティの健康回復を視座した支援活動とは何か，現時点において，何をどこまですれば，事後の回復に有用であるか，派遣時の看護活動において，介入の糸口を考えた支援が必要
		【規範】	●危機的状況から生まれた価値観 ●住民間の規範意識の醸成 ●住民の行動をコントロールする規範の共有化の促進 ●形成された規範は復興過程全般を通して機能できる	●医療者，危機的状況に介入する機関，組織の規範や価値観の共有は，活動を通じて形成 ●被災地域以外の医療機関等については，中長期的介入は困難であるため，規範形成に関わることは難しい	
		【ネットワーク】	●急性期からネットワークの形成が可能 ●復旧復興期に至る過程においてネットワークの拡大	災害サイクルの一時点の介入であり，医療に限ったネットワークづくりの一部には参画が可能であるが，生活全般を支援するコミュニティ形成に向けた介入には限界がある	

> 動かす

　ここで極めて重要なことは，『アウトリーチ志向』である．つまり，現場に行き，みえないもの，聞こえないものを自ら得る努力をすることである．特に急性期においては，最も医療ニーズが高い人や地域を特定することが難しい場合が多く，指示されたこと，申し送られたことを実行するだけでは，有効な医療活動を行うことができない．与えられた任務と責任，権限の中で，積極的に活動する姿勢が必要である．また，チームメンバーで情報を共有し，役割を明確にすること，与えられた役割を行動方針に基づき実行することが重要である．災害時の活動の場合，現地の情報をタイムリーに入手する隊員の考えや情報を有効に活用することが課題といえよう．

　表4に【地域力の回復と発展】として"ソーシャル・キャピタル"の機能を提示した．
　ソーシャル・キャピタルとは，人々の協調行動を活発にすることによって，地域社会をエンパワメントし，コミュニティの機能を高めることをねらったもので，「信頼」「規範」「ネットワーク」といった要素で説明されている．住民同士の信頼関係を築き，地域への愛着形成を促すこと，住民の防災意識を高める規範形成，自助，共助，公助を促進するネットワークづくりによって，災害に強いまちづくり，被災から復興する地域力を育む機能といえる．

　現在のところ，災害時における自衛隊の医療活動において，コミュニティへの健康支援は限られているが，地域機能をゆるがすような特殊災害，例えば，感染症が蔓延した場合等，自衛隊の医療チームが果たす役割は大きいと考えられる．

　また，自衛隊の部隊，基地等は地域にあり，地域住民との交流を育みながら日頃の任務にあたっている．そして，自衛隊員とその家族は地域に暮らす住民である．このような観点から，自衛隊における災害時の看護活動を考える上で，ソーシャル・キャピタルの機能を担う活動を組み入れることも有用ではないかと思われる．

● 文献

1) 小栗顕二, 吉岡敏治, 杉本 壽(訳)：MIMMS 大事故災害への医療対応 現場活動と医療支援―イギリス発, 世界標準 第2版. 永井書店, 2005
2) 陸上自衛隊ホームページ.
   http://www.mod.go.jp/gsdf/news/dro/2011/20110402.html(最終アクセス日：2013年11月10日)
3) 陸上自衛隊ホームページ.
   http://www.mod.go.jp/gsdf/news/dro/2011/20110429.html(最終アクセス日：2013年11月10日)
4) 陸上自衛隊ホームページ.
   http://www.mod.go.jp/gsdf/crf/pa/saigaihaken/touhokutihoujisin/1hb-touhoku/kuuyuninnmu/1hb-kuuyuninnmu.html(最終アクセス日：2013年11月10日)
5) 航空機動衛生隊ホームページ.
   http://www.mod.go.jp/asdf/ames/(最終アクセス日：2013年11月10日)
6) 南 裕子：災害看護学の確立に向けて. 看護 48(5)：87, 1996
7) 丸川征四朗：経験から学ぶ大規模災害医療―対応・活動・処置. 永井書店, 2007
8) 山本保博, 鵜飼 卓, 杉本勝彦(監)：災害医学. 南山堂, 2002
9) 大橋教良(編)：災害医療―医療チーム・各組織の役割と連携. へるす出版, 2009
10) 矢作直樹：救急医療 UPDATE―現状と展望. 医学のあゆみ 226(9), 2008
11) 大橋教良(編)：災害医療. 救急医学 32(2), 2008
12) 太田宗夫：災害医療. エマージェンシーケア新春増刊, 2007
13) 厚生省健康政策局計画課, 厚生省健康政策局指導課(編)：災害時の地域保健医療活動. 新企画出版, 1999
14) 黒田裕子, 酒井明子(監)：新版 災害看護―人間の生命と生活を守る. メディカ出版, 2007
15) 小原真理子, 酒井明子(監)：災害看護―心得ておきたい基本的な知識. 南山堂, 2007
16) 近澤範子：災害看護学の確立に向けて 心のケア①被災者に対する場合. 看護 49(1)：178-186, 1997
17) Gebbie KM, Qureshi K：Emergency and disaster preparedness：core competencies for nurses：what every nurse should but may not know. Am J Nurs 102(1)：46-51, 2002
18) Salas E, Sims DE, Klein C：Cooperation at Work. In C. D. Spielberger(Ed.), Encyclopedia of Applied Psychology vol.1, pp497-505, 2004
19) Salas E, Wilson KA, Burke CS, et al：A checklist for crew resource management training. Ergonomics in Design 14(2)：6-15, 2006
20) Flin R, O'connor P, Crichton M：Team working. In Safety at the Sharp End：A guide to non-technical skills. Ashgate, pp93-127, 2008
21) 日本集団災害医学会(監)：DMAT 標準テキスト. p200, へるす出版, 2011
22) 陸上自衛隊ホームページ：災害派遣.
    http://www.mod.go.jp/gsdf/about/dro/(最終アクセス日：2013年11月10日)

第2章

国際平和協力活動における看護

わが国の国際貢献は，国際技術協力の主要な組織である国際協力機構（Japan International Cooperation Agency：JICA）や非政府機関（Non-Governmental Organizations：NGO）を中心として1980年以降活発に展開されてきた。政府開発援助（Official Development Assistance：ODA）の実施機関としての国際協力機構（JICA）は主として技術援助を，非政府機関（NGO）は人権問題や環境問題等の解決に向けて市民主導で自発的な活動を行ってきた。日本赤十字社はこれよりもさらに活動の歴史が古く，国際赤十字のネットワークにより1960年代から災害救援や開発協力事業等の活動を展開している。

一方，自衛隊が行う国際平和協力活動は，「国際的な安全保障環境を改善し，わが国に脅威が及ばないようにすること」がわが国の平和と安全の確保につながるという基本的理念の下，国際的なテロリズムの防止と根絶に向けた取り組みへの協力，国家再建に向けた人道復興支援，災害後の国際緊急援助等に取り組むものである。それは1991（平成3）年のペルシャ湾への掃海艇派遣に始まり，翌1992（平成4）年には国際平和協力法の成立によってカンボジアに施設部隊が派遣された。以来活動は今日まで続いているが，看護官が派遣されるようになったのは2004（平成16）年のイラク人道復興支援，インドネシア国際緊急援助隊の活動からである[1]。このように，法に基づく国際平和協力活動における看護の歴史はまだ浅く，経験者は多くはない。本章では，数少ない貴重な経験者への調査データや国際平和協力活動に向けた訓練を積み重ねた部隊勤務者の経験に基づいて記述する。

第1節 国際平和協力業務における看護

1 国際平和協力業務における看護とは

国際社会の平和と安全を目指す国際連合（United Nations）において，日本の地位と責任にふさわしい活動が求められている。1992（平成4）年に成立した国際平和協力法に基づき，カンボジア暫定機構（UNTAC）への派遣，モザンビーク，ルワンダ派遣と続いた。当時は，看護官の勤務先は自衛隊病院であることが一般的で，部隊行動に慣れていないことや，派遣先の治安が不安定なことが考慮され，女性看護官（当時は男性看護官がまだ誕生していなかった）が国際平和協力活動に派遣されることはなかった。派遣された衛生科部隊は医師や歯科医師，薬剤師，臨床検査技師，放射線技師及び准看護師等の男性隊員によって編成された。実際の診療において，現地の子どもや

女性を診察する際の配慮や看護マネジメント等に課題が残されていたが，当時の状況では看護官の派遣は困難だったといわれている。

しかし冷戦構造が崩壊してからは，東西の軍事的均衡が崩れ，各地で紛争が多発してきた。これに伴い国際平和協力業務は量，質ともに多様化し，自衛隊ではこれまでの活動に加えて人道復興支援活動が中心となってきた。一方，2000年代に入って各方面に方面衛生隊を次々と創設すると同時に，看護官が部隊配置されるようになった。部隊で訓練を積んで適切な部隊行動がとれる看護官が育成され，国際平和協力業務の医療現場における看護ケアやマネジメント，さらに現地の人に対する技術支援の必要性を考慮して2004(平成16)年～2006(平成18)年の間，看護官がイラクに派遣された。これが看護官の最初の国際平和協力業務への参加となる。

(1) 編成部隊における看護官の位置づけ

上記の派遣は，「イラクにおける人道復興支援活動及び安全確保支援活動の実施に関する特別措置法」に基づくものであり時限法である。当時の派遣部隊の衛生隊における看護官は，ほとんどが3佐～3尉の階級にあった。各派遣隊における看護官は5名前後であり，看護管理者である先任看護官を筆頭に中堅クラスの看護官が配置されている。平時の病院では看護チームは全員が看護師であり，経験の差こそあるものの，基本的に誰もがどんな役割をも担うことで質が保障された看護を提供することが可能である。しかし，国際平和協力業務における医療チームには看護師がわずか5名前後で，その他は准看護師，救急救命士，資格を持たない衛生科隊員と協働することが求められる。臨床経験がないか浅い隊員が多く，質と安全が保障された医療と看護を提供するために，普段と異なる人的資源環境の中で看護官は現場の医療安全管理を行う必要がある。衛生科の編成は診療班，看護班等と職種ごとになることもあるが，第1診療班，第2診療班等と職種がミックスして編成されることも多い。そうなると全ての看護官はそれぞれの現場で医療安全管理を行う任務を持つ。看護官は，現地では小グループのリーダー的位置にあり，いかなる階級であっても看護マネジメントを行う責任を持つ。

(2) 看護官が担う役割

まず，衛生隊の看護グループにおいて，リーダーシップを執る役割があることはいうまでもない。普段の病院勤務における管理者との大きな違いは，1人の先任看護官がロワー・マネジメント(ユニット単位)からトップ・マネジメント(病院全体)までを担うということである。わかりやすく述べると，病棟師長から看護部長クラスの管理能力が必要であるということになる。

図1は，イラク人道復興支援活動に参加した看護管理者10名へのインタビュー調査を分析し，抽出された概念をHersey Pらの「各組織に必要なマネジメント能力」[2]の枠組みに沿って配置したものである。

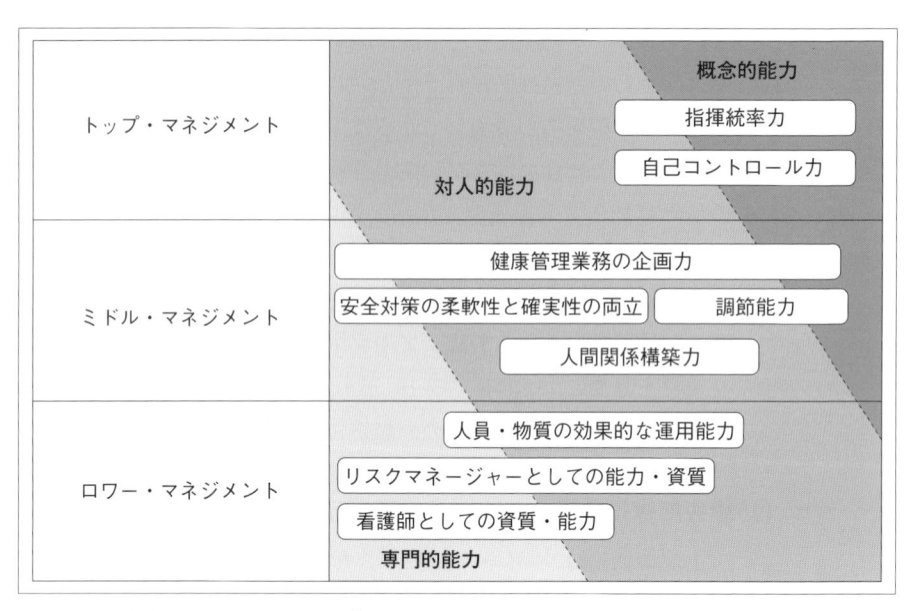

図1 野外看護で求められるマネジメント能力

2 国際平和協力業務における看護の特性

(1) 看護を取り巻く特殊な環境

　環境には、自然環境や化学的・物理的環境、社会・文化的環境等があるが、このうちのいずれも日本国内の病院や医務室等施設内の看護を取り巻く環境とは大きく変化する。看護官は編成部隊において看護班長や看護班員として派遣されることが多く、これらの職位において、医療現場の安全管理の他、看護要員の労務管理、物品管理、施設管理、他部門との業務調整等の業務を担う。この際、野外における看護を取り巻く環境を十分に考慮して行う必要がある。以下は、国際平和協力業務に看護官として参加した者に対し、現地での看護を取り巻く環境についてインタビュー調査した内容をまとめたものである。

　現地の施設は、自然環境の影響を受けやすく、野外の害虫や土埃・砂塵によって医療環境が汚染されやすい。野外病院等施設内の環境汚染によって、創部汚染や感染症伝播への対処が求められる。現地には、有毒性のサソリやハエ・蚊等の害虫がおり、派遣された隊員が不注意に接触することで健康障害を生じる危険性がある。また、砂嵐への対策や現地の水に関する衛生情報等が不足することも隊員の健康障害につながる。派遣された現地では、これまでに経験したことのない暑さや温度変化の激しい気候の下、連続する作業による熱中症、防疫用薬品の大量使用によって健康障害をもたらす可能性がある。さらに、熱や埃によって、資器材が劣化したり故障しやすく、例えば高温下では検査機器の不具合を生じ臨床検査データの信頼性に限界が生じることもある。

　海外の野外では物資の不足が懸念されており、派遣前から医療資器材の搬入や管理

に関して相当の労力を費やすことになる。物資調達のシステム確立は困難であり，現場で必要な物品の未調達が起こりやすい。長期にわたる派遣活動では，物品が収納されたコンテナが大量に搬入され，厳重に梱包・保護されているため，開梱してから内容を把握するまでに時間を要し，効率的な物品の運用までに日数を費やすことが多い。

施設面・人的物的側面において資源が限られており，野外病院の患者収容数をはるかに超える患者の同時多発や戦傷病等の重症患者が発生した場合には，処置対策が不十分になる可能性も潜んでいる。天候の影響を受けやすく，空調等の不具合も生じやすいことから，患者の療養環境という点でも工夫が求められるのは言うまでもない。

これまでの派遣先は，普段交流する機会が少ない国々が対象であった。被支援国の患者の言語・文化・医療水準の違いは，現地に到着して間もない頃は，衛生科業務全般に混乱をもたらすことが多い。まず，現地の患者とのコミュニケーション障害が起こりやすい。通訳が介在することが多いものの，日本語から英語，そして現地語へ，現地語から英語，そして日本語へと幾重にも通訳を介していくうちに意図がずれたり，現地の通訳者の感情が含まれていたりして正確にコミュニケーションがなされないことがあり，患者への治療や看護の説明を困難にする状況が発生する。患者情報の不足は頻発しており，制度や文化によって患者が公的な名前を持たず，年齢が不詳であったり，診療の受付に並ぶ習慣がないことがあり，このような場合には患者の取り違えの危険性に留意する必要がある。また，現地の患者は感染症の有無が不明であることが多く，重症患者でありながら未治療である症例もあり，感染症患者や重症患者の治療や看護に伴うトラブル予防のための対策が求められる。

(2) 医療リスクマネジメント

国際平和協力業務の医療現場には，国内の病院に存在するリスク要因に加え，医療の安全性と質を低下させる野外における看護特有のリスク要因が存在している。内部環境として，資源の不足や臨時に編成されたチームであること，臨床経験の不足に関連した個人の技術不足やストレスを含む診療体制の未確立が存在している。さらに，看護の対象者の健康障害をもたらす過酷な環境，現地の文化や医療水準の違いという外部の要因が内部環境を取り巻いている。実際，これらの要因に対しては個人の努力だけではなく，派遣前の準備段階からの組織的なアプローチが求められる。

(3) ストレスマネジメント

海外の野外において一定の期間活動をするということは，普段国内の病院や部隊等で勤務する看護官にとって日常的なことではない。国際平和協力業務という国家の威信を背負って国際社会の場に出る際には，周囲からの期待が寄せられ，派遣者は精神

医療リスクマネジメント：医療活動において，偶発的または人為的な事故を未然に防ぐこと。発生した場合には，損失を最小化するよう管理すること。

が高揚していることが多い．また，衛生科隊員にとっては，派遣隊員の健康管理業務を引き受けることで，医療事故はもとより，健康管理情報の不足すらも人的資源の維持に大きく影響するため，決して失敗は許されないという緊張感を伴う．

現地の過酷な自然環境や，悪条件の生活環境の下で連続して作業することは身体的なストレスをもたらす．また，慣れないチームメンバーの中で慣れない業務に従事することは精神的ストレスをもたらす．実際，国際平和協力業務が非戦闘地域での活動に限定されているとはいいながらも，日本のような安定した社会構造とは異なる諸国での活動であることが多く，時に派遣隊員の生命に危険を脅かす事態も発生している．このような環境の中で，派遣隊員は日頃経験したことのないような高い緊張感によって疲労が蓄積し，活動が進むにつれ，集中力の低下やモチベーションの低下を招く恐れがある．派遣された経験を持つ看護官は，国内の勤務の時と同じような安定した気持ちでいるよう心掛け，精神の高揚を抑えながら勤務していた．また，特殊な環境下では，国内とは異なり質が低下しても仕方がないという考え方は，看護官としてのストレスを増強させる傾向にあり，国内の看護に準じて看護サービスを提供することが精神的な安定につながったと報告している[3]．

また医療チームの中で風通しを良くし，それぞれの感情や意見を表出することは，現地でのストレスマネジメントに大きく貢献している．派遣部隊は臨時の編成であり，人間関係を構築するには時間が不十分なまま現地入りすることが多い．そこでは，意思疎通や相互理解がまだ円滑でない可能性があり，協力態勢が整いにくい．相互理解が円滑でないその背景には，指揮系統を重んじる部隊勤務者と自ら意思決定し行動するという病院勤務者の行動パターンのギャップによる認識のずれに起因することもある．人的資源が限られた国際協力業務においては，チームワークの重要性を認識し，同じ環境下で交流を図り，ストレスを発散しながら次の目標に臨めるよう，メンバー間の結束力向上に向け人間関係の構築を目指した取り組みをすることがストレスマネジメントの1つとしてあげられる．

それまで経験したことのないような劣悪な条件下での勤務により，パフォーマンスが低下することがある．現地の活動では，目の前にある業務を優先せざるを得ない状況にあり，隊員個人が休養をとることが困難になる場合が多い．個人の負担を軽減させ休養をとらせることは，長期間にわたる活動を可能にするものであり，チームメンバー間でお互いに配慮しながら十分な休養をとることが必要である．

● 文献

1) 防衛省・自衛隊ホームページ：国際平和協力活動への取組.
 http://www.mod.go.jp/j/approach/kokusai_heiwa/index.html（最終アクセス日：2013年11月10日）
2) Hersey P, Blanchard KH, Johnson DE：Management of Organizational Behavior, 10th ed. Prentice Hall, 2012
3) 尾立篤子，中原るり子，竹内千恵子：国際平和協力活動における看護マネジメント能力の構造化．防衛衛生 60：111-116, 2013

第2節 国際緊急援助活動における看護

1 国際緊急援助活動における看護とは

　　自衛隊が担う国際平和協力活動には，前項で述べた国際平和協力業務（PKO）と国際緊急援助活動がある。自衛隊は国際緊急援助隊（JDRT）として国際緊急援助活動を行うが，中でも看護師は医療チームの一員として活動することになる。1987年の「国際緊急援助隊の派遣に関する法律」（JDR法）の施行に続き，1992年にPKO法とJDR法の対応範囲が定められた。その内容は，紛争に起因する災害はPKOが，それ以外の自然災害等は国際緊急援助隊が対応するというものである。

　　災害看護について，山崎[1]は「刻々と変化する状況の中で被災者に必要とされる医療および看護の専門知識を提供することであり，その能力を最大限に生かして被災地域・被災者のために働くことである。したがって，被災直後の災害救急医療から精神看護・感染症対策・保健指導等広範囲にわたり，災害急性期における被災者・被災地域への援助だけでなく災害サイクルすべてが災害看護の対象である」と述べている。また，国内で積み重ねてきた病院施設内での臨床経験だけでは災害看護の場に立つことは困難であるとも述べている。これは，災害現場が病院施設内とは大きく環境が異なることが背景にある。海外の災害現場であればなおさらである。これまで，国際緊急援助隊の一員として派遣された看護官の体験によると，気候や生活様式，言語を含めた**異文化コミュニケーション**は，日本のような単一民族の中で看護活動をしてきた看護官にとって困難な課題である。さらに自然災害後とあって，被災国は平常よりも，インフラや治安，物資の供給面において状況が悪化している。

　　このような中で，自衛隊は要請に基づき派遣され，帰国命令が下りるまで活動をすることになる。一般的な国際緊急援助活動に比べ，自衛隊の活動期間は2週間以上と長い。過酷な環境の中で，日本からの支援者として災害看護を行うという重責を担っているのである。

異文化コミュニケーション：文化的背景を異にする存在同士のコミュニケーション。自分と相手との共生共栄と相互尊重のために行う情報交換，情報共有，共通の意味形成行為。

(1) 編成部隊における看護官の位置づけ

　　看護官は，国際緊急援助隊の医療チームの一員として編成される。これまで派遣されたチームにおける看護官は2〜6名/チームであった。医官，薬剤官，准看護師や救急救命士の資格を持つ，あるいは持たない衛生科隊員等によってチームは編成される。国際緊急援助隊の多くの場合，国際平和協力活動で設置される野外病院よりも小規模であり，手術システムや病棟は持たないことが多い。よって看護官は，診療所レベルの規模において，受け入れ・分類，診療介助等が主な業務となる。診療ユニットは医官数によっていくつかに分けられているため，その場所ごとの，例えば外科班，内科班等の診療がスムーズに運営されるように管理する立場にある。

　　さらに，国際緊急援助隊では，現地のボランティア等と協働することもある。2010年ハイチ大地震では，現地において比較的施設が安全であったレオガン市エピスコパル看護学校を拠点にして活動したが，現地の看護学生から通訳の支援を受けながら診療の受付業務を行う等，現地とのコーディネートを行う必要もあった。このような場合，チームの協働に限らず，現地ボランティアとの良好な関係性の構築に向けた努力が求められる。

(2) 看護官が担う役割

　　国際緊急援助活動は，いつどこに，どれくらい派遣されるのかわからないものである。つまり，診療ユニットにおける技術的な学習は可能であっても，被災国の特性に応じた準備を予めしておくことは困難である。実際の災害支援は被災国によって様々である。また，日本国内で行われている医療レベルを，対象となる国にそのまま持ち込むことはしてはならない。被災国の医療・看護に準じた診療を展開できるように，医療チーム内での連携・情報交換を密にし，医療事故は言うまでもなく，診療に関するトラブルが生じることを回避しなければならない。

　　また，看護官は受け入れ・分類，診療ユニットにそれぞれ配置されており，現場の診療がスムーズに運営されているかという点に加え，不慣れな環境下で活動する隊員の健康管理，さらにそれぞれの役割の意義を理解しモチベーションを維持しながら活動できるように取り計らうという責務もある。

2 国際緊急援助活動における看護の特性

(1) 看護を取り巻く特殊な環境

　　国際緊急援助活動は，被災国の要請を受けて派遣が決まるため，発災直後ではないものの，被災地が混乱している状況の中に入っていく。被災地はインフラの損壊，ライフラインの途絶等により，支援者側の生活が保証されていないことが多い。これまで国際緊急援助隊の支援を受けてきた国のうち，発展途上国が占める割合は高く，経済的不安定，脆弱な社会構造，貧困等の状況は発災によってさらに悪化していた。その中に日本の病院施設で勤務してきた看護官が，急遽入って看護活動を行うというこ

とは容易なことではない。出国までのわずかな時間にも、できる限りの情報を得て、現地での活動をイメージ化して心身の準備を整えていくことが何よりの対策となる。

(2) 医療リスクマネジメント

一般的に、国際看護のうちの災害看護で注目されているのは異文化への配慮である。山崎[1]は、「日本の医療・看護が世界共通のものではない」という点から、国際協力を行う基本的認識として次の3つをあげている。

　①日本で行っている医療・看護をそのまま持ち込んではならない。
　②現地で行う医療・看護が「正しい」とか「間違いである」と決めつけることは極力避ける。
　③積極的な治療がすべて正しい結果をもたらすとは限らない。

さらに、これまでに派遣された看護官の経験を基に考察すると、質と安全が保証された医療・看護を提供する上で、最も大きなリスク要因となるのは、異文化交流に加え、支援をする隊員の疲労やストレス、人間関係上の問題である。暑さや生活の不便さ、不衛生な環境下での活動は一般的には困難な問題ではあるが、訓練を受けてきた自衛隊の看護官にとってそれは最大の問題とはならない。先の見通しが立たない支援活動の中、隊員は次第に疲労し、休養や栄養が不十分なことも影響してストレスが蓄積してくる。また、そのようなメンバー同士が衝突しあうこともある。疲労はコミュニケーションを困難にすると言われており、コミュニケーション不足は医療上のエラーやアクシデントにつながるものである。

看護官は、被災者だけでなくチームのメンバーをもよく観察し、疲労やストレスの状態、人間関係等を把握するよう努めるとともに、まずはチーム内の風通しをよくするために良好なコミュニケーションがとれるように図ることが必要である。

(3) ストレスマネジメント

災害後に被災者への支援活動をすることは、職業的にも個人的にも貴重な経験となり、他者を通じて支援するということによって達成感を得ることもある。その一方で、非日常的な情景を目の当たりにして、**感情労働**を重ねながら身体的にも支援し続けることによって、疲弊することもある。厳しい条件の中で活動をしていると、いったんストレスを蓄積するとその状態を改善させることは難しい。派遣前から自分自身のストレスマネジメントを心掛けながら、活動終了まで良い状態を保ち続けることが望まれる。

災害支援者として、どのようなことが待ち受けているのかという点について、イメージ化しておくことは重要である[2]。例えば、

　①国内では見たこともないような貧困層の人々が苦しんでいる状況に働きかける

感情労働：公的に観察可能な表情と身体的表現を作るために行う感情の管理。対人サービスを提供する労働者は、職業上適切な感情状態を保つための感情管理が職務内容の一部になっている。

こと
　②怒る，泣きわめく，暴れる等の極端な反応を示している人に対し，必要な治療・看護を提供すること
　③被災者自身が持つリスク（既往歴，感染症等）が把握できない状況で，必要な治療・看護を提供すること
　④投薬等を過剰に求めてくる被災者に対し，納得できるように対応すること
　⑤治療に拒否的な被災者に対し，適切な治療を受けてもらえるように対応すること
等である。混乱した状況の中で，興奮することなく冷静に対応することは，被災者のためばかりか，災害支援者のストレスマネジメントにとっても良い結果をもたらす。

　また，支援者として避けるべき行動[1]がある。
　①長時間1人きりで活動すること
　②ほとんど休憩をとらずに「ぶっ通し」で働くこと
　③自分はふさわしくない，あるいは能力がないという思いを強めるような，ネガティブなことを考えること
　④食物や医薬品の過剰摂取に頼ること
　⑤よくある，セルフケアを阻害する態度（「休憩をとるなんて，自分勝手だろう」「みんな1日中働いている，私もそうしなければ」「被災者のニーズは支援者のニーズより大事だ」「私は働き詰めに働くことで，もっともっと貢献できる」「これやあれやそれをできるのは私だけだ」等）に陥ること

というものである。チームで活動すると，幾人かはこのような反応を示す。そして，それはチーム全体にも大きな影響を及ぼし，疲弊をもたらしている。大切なことは，支援者自身の心身の健康も維持するよう心掛け，それをチーム内でも重視事項として共有することである。看護官は，看護チームをまとめるリーダーとして，セルフマネジメントに加え，メンバーがセルフマネジメントできるよう配慮することが求められる。

● 文献
1) 山本保博，三浦　規（監），国際看護交流協会災害看護研修委員会（編）：国際災害看護マニュアル．真興交易医書出版部，2000
2) アメリカ国立子どもトラウマティックストレス・ネットワーク，アメリカ国立PTSDセンター，兵庫県こころのケアセンター（訳）：災害時のこころのケア―サイコロジカル・ファーストエイド実施の手引き　原書第2版．医学書院，2011
3) 尾立篤子，中原るり子，竹内千恵子：国際平和協力活動における看護マネジメント能力の構造化．防衛衛生 60：111-116, 2013

第3節

国際平和協力活動に関連した感染症問題と看護

1 世界の感染症の動向

　国際平和協力活動において留意しておかなければならないことの1つが感染症問題である。2002（平成14）年における全世界を対象とした世界保健機関（World Health Organization：WHO）の疾病統計によると，総死亡5,700万人に対し1,112万人（約20％）が感染症・寄生虫疾患による死亡である。特に発展途上国では，貧困・飢餓によって衛生状態が悪く，赤痢・コレラ等の伝染病が蔓延し，自然災害や内戦等がその状況を悪化させている。アフリカ・東南アジアでは，エイズや下痢症，肺炎や気管支炎等の感染症が死因の半数を占めている。さらに近年，**新興・再興感染症**の出現も新たな脅威となっている。

　これまで自衛隊が国際平和協力活動をおこなってきた地域は主に熱帯・亜熱帯地域にあたり，この地域の死亡原因の上位を占めるのは，呼吸器感染（主に肺炎），エイズ，下痢性疾患，結核，マラリア等の感染症である[1]。集団行動を基本とする部隊における感染症の発生および蔓延は，円滑な任務遂行を阻害する重大な脅威因子である。また災害後や難民の発生，暑熱は感染症対策の観点からは不利な条件であり，そうした環境下では医療行為を通した感染のリスクもいっそう高まる。世界各地には多くの感染症が存在することから，国際平和協力活動にあたっては活動地域の特徴や活動時期等の状況に応じた感染症対策が求められる。加えて国内で診療経験の少ない感染症疾患を扱う場合，まずは感染症の存在を知り，症状や経過，治療とともにどのような対策がとられているのかを把握しておく必要がある。ここでは，世界の3大感染症であるマラリア（Malaria），エイズ（Acquired Immunodeficiency Syndrome：

新興感染症：1970年代頃から，エイズ（AIDS：後天性免疫不全症候群）やC型肝炎等，これまでに知られていない新しい感染症が次々と世界に出現し，その原因として新たな病原体が発見されている。この新しい感染症を新興感染症（emerging infection disease）という。最近では，2003年の重症急性呼吸器疾患（SARS），2004年以降世界規模の流行を起こしている高病原性鳥インフルエンザA（H5N1），さらに2009年北米から発生し世界中に広がったインフルエンザパンデミックA（H1N1）等がある。

再興感染症：マラリアやコレラ，結核，ジフテリア等のように，以前から知られた感染症で，克服できるかと思われたにもかかわらず再燃（再流行）している感染症を再興感染症（reemerging infection disease）という。

AIDS），結核（Tuberculosis）について概説する。

(1) マラリア（Malaria）

　自衛隊が海外の熱帯地で活動を展開する場合，最も注意が必要な疾患の1つがマラリアである[2]。マラリアは終宿主であるハマダラカ（Anopheles mosquito）によって媒介される。原因となるマラリア原虫により，①熱帯熱マラリア，②三日熱マラリア，③卵形マラリア，④四日熱マラリアの4種類がある。最も重要なのは，感染した場合生命に危険の及ぶ可能性のある熱帯熱マラリアである。マラリアの感染者は世界中で3～5億人にものぼり，死亡数は120～250万人である。熱帯・亜熱帯地域を中心に世界90か国以上で流行している。マラリアは世界的に見た場合，人口の4割がその流行地に生活している[2,3]が，特に深刻なハイリスク地域はサハラ以南のアフリカ，東南アジアである（図2）。

　マラリアのうち生命に危険の及ぶ可能性の高い熱帯熱マラリアの潜伏期間は多くの場合1～3週間とされている。初期に頭痛，食欲不振，倦怠感の症状が出現し，その後急激に発熱する[3]。熱は39～40℃に達するが，2～3時間後には発汗とともに解熱する。主症状である発熱は不定期であり，インフルエンザ等の感染症と区別がつきにくいこともある[2]。

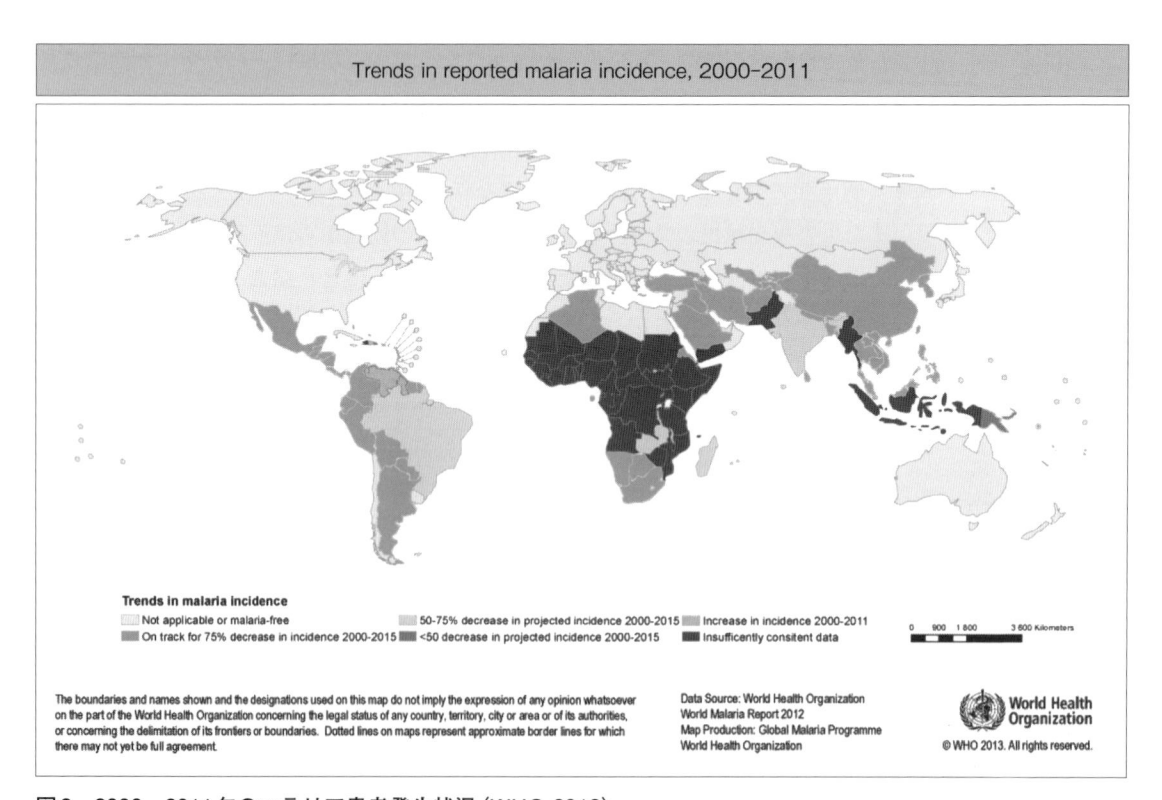

図2　2000～2011年のマラリア患者発生状況（WHO 2013）

〔http://gamapserver.who.int/mapLibrary/Files/Maps/Incidence_2000_2011.jpg〕

表1 自衛隊内で使用している抗マラリア薬

一般名	メフロキン	ドキシサイクリン
商品名	メファキン「ヒサミツ」錠275®	ビブラマイシン錠®
服用量	〔予防に用いる場合〕 体重45 kg以上：275 mg（1錠）/回 体重30〜45 kg未満：206.25 mg（3/4錠）/回	〔予防に用いる場合〕 100 mg/回
服用回数	毎週1回（同じ曜日）	毎日
服用期間	入国1週間前〜離脱後4週間	入国2日前〜離脱後4週間
副反応	・眩暈，頭痛，不眠，精神症状，けいれん等の副作用に注意．飲酒は幻覚を誘引． ・βブロッカー，Ca拮抗剤併用で不整脈 ・キニーネ及び類似化合物（キニジン等）とは併用禁忌	・発熱，光線過敏症，発疹，神経症状が発症した場合は中止

〔平山健一：部隊で行う予防接種．関 修司（編）：自衛隊衛生のための感染対策マニュアル，pp97-112，防衛医学振興会，2005より一部改変〕

　マラリアのハイリスク地域においては，発熱の症状があった場合には，必ずマラリアを鑑別診断に入れる必要がある．感染症診断の基本は病原体の検出であり，感染が疑われる場合には時間を置いて最低3回は検査をする必要があるとしている[4]．現在のマラリア対策は，根絶から制圧へと転換してきており，その主流は蚊に刺される機会をできるだけ少なくすることにある．主に夜間に吸血するハマダラカに刺されないように流行地域の住民に対してはピレスロイド系殺虫剤の1つであるペルメトリン等の成分をしみ込ませた蚊帳の使用を促進している．

　これまでの熱帯・亜熱帯地域における自衛隊の国際平和協力活動においては，マラリア感染防止のための種々の個人的防蚊対策や媒介生物駆除（ベクターコントロール）施策，マラリア予防薬の内服を併せて行ってきている[1]．個人防御としては，DEET（ジエチルトルアミド）等の昆虫忌避剤の皮膚へのこまめな塗布，ペルメトリン液に浸した後に乾燥させた迷彩服の着用や同様の処理を行った蚊帳の使用，夜間の長袖・長ズボンの着用，蚊取り線香の使用，ガムテープやパテを利用した建物への蚊の侵入防止等がある[5]．

　マラリアには現在有効なワクチンはないが，抗マラリア薬による発症予防が可能なため，部隊で行う予防接種等の中に含まれている．自衛隊内で使用している抗マラリア薬は，メフロキンとドキシサイクリンがある（表1）．メフロキンは2001（平成13）年からマラリア予防薬として国内で承認されている．耐性株はタイ等の一部に限定され，有効地域が多く，週に1回の内服と利便性が高い．しかし副作用である平衡機能障害と眩暈が車両・航空機の操縦に不向きという欠点がある．予防薬として内服する場合の服用量は，治療として内服する場合とは異なることから，誤薬防止のために初回の内服は，医官の目の前で必ず内服させて指導したほうがよいとしている．ドキシサイクリンは，国内で販売されており入手しやすいが，マラリア予防薬としては未承認である．下痢，食道炎等の消化器症状や，発疹，光線過敏症等の皮膚症状の副作用がある．一方でメフロキンのように操縦に支障をきたすような副作用がないことか

ら，航空機の操縦士には，ドキシサイクリンを内服させている部隊もある[6]。

(2) エイズ(AIDS / HIV 感染症)

　HIV(Human Immunodeficiency Virus)感染症は，1981(昭和56)年に米国でエイズが男性同性愛者(Men who have sex with men：MSM)や麻薬常習者に認められる特異な疾患として初めて報告されて以降，現在ではほぼすべての国で患者が発生している。HIVは，感染者(患者および無症候キャリア)の体液(主に血液・精液・膣分泌液・母乳)に含まれる遊離ウイルスと感染リンパ球によってヒトからヒトに伝播する。主に異性・同性間の性行為によって感染するほか，輸血・血液製剤や注射器の反復使用(静注薬物乱用や発展途上国での医療行為)等による汚染血液を介する感染，HIV感染の母親からの母子感染(胎内，産道，母乳による)がある[7]。

　世界の2011(平成23)年のHIVの新規感染者は，15歳未満の子どもを含む約250万人と推定され，地域によって大きな差はあるものの2001(平成13)年と比べると約20%減少している[8]。しかし一方では，2011(平成23)年末現在のHIV陽性者は3400万人と推定され[8]，2001(平成13)年に比べて17%増加している。これは現在でも発生している新規感染者に加え，抗HIV薬の普及により死亡が減少していることによる[9]。実際，エイズ関連死亡者数は2005(平成17)年半ばの230万人から2011(平成23)年には170万人と約26%減少している[9]。

　サハラ以南のアフリカの2011(平成23)年の新規感染者数は全世界の71%にあたり，この地域のHIV予防対策を継続し，強化していくことの重要性を示唆している。サハラ以南のアフリカでは異性間性交渉による感染が全体の8割以上を占め，コンドーム未使用による性行為感染によるものが大部分である。南・東南アジアのHIV陽性者は2011(平成23)年は約400万人で，有病率は0.3%と低いものの(図3)人口が多く陽性者数はアフリカに次いで多い。南・東南アジアでは，セックスワーカーや薬物使用者，MSM等のグループで特に多発し高い有病率を示している[8]。また，発展途上国では，典型的な日和見感染症よりも，結核，肺炎球菌，サルモネラ，帯状疱疹等の感染症がHIV感染の合併症として重要である[4]。

　国際平和協力活動では，自衛隊員の血液を定期的に採血保存し，血液を必要とする事態に備える場合がある。万が一現地血液を使用する場合には，スクリーニングテストでの誤りや，血液検査では陰性となり感染していることが検査ではわからない感染初期，いわゆる"window period"が存在することにも留意する必要がある。また隊員の派遣期間中の性行為によるHIV感染の可能性もゼロではない。過去には中隊ごとの教育，指導，体調不良時の早期受診を徹底させる等して性病予防に努めたとの報告もある[10]。

(3) 結核(Tuberculosis)

　世界人口の約3分の1が発病はしないが結核菌に感染しており，その中から年間860万人の結核患者が発生し(図4)，180万人が結核で死亡している[11]。これらの患

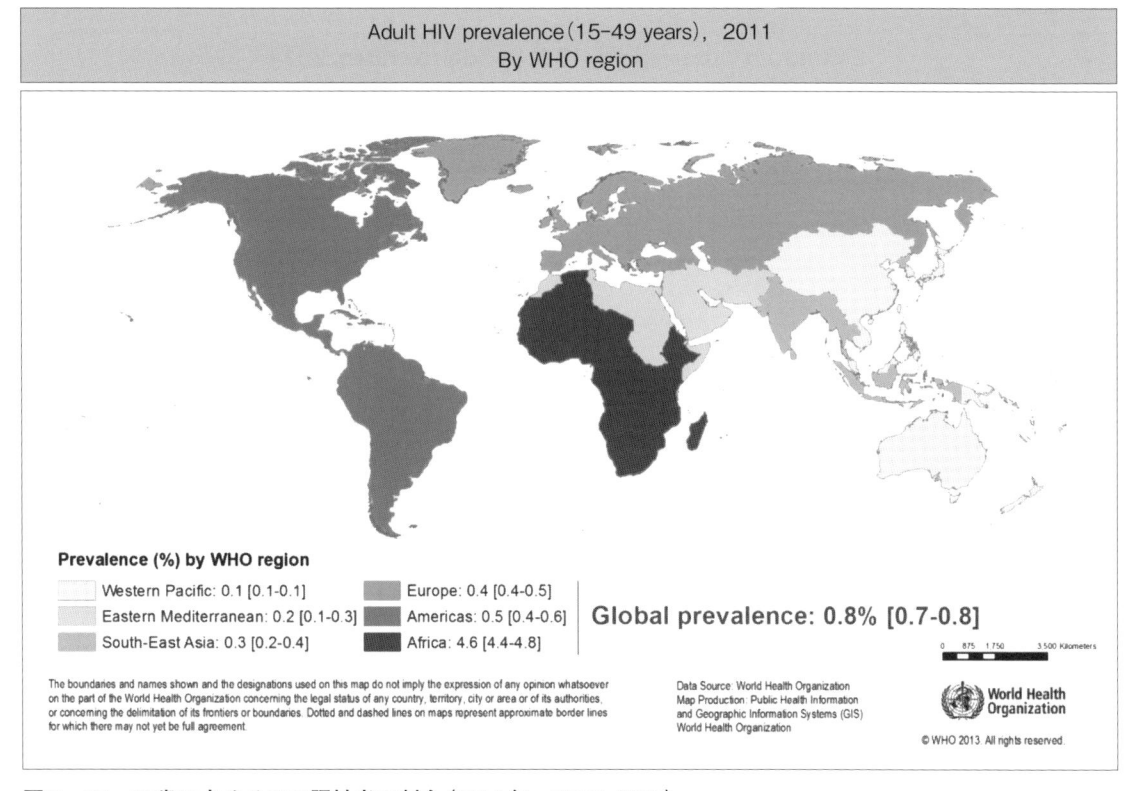

図3　15～49歳に占めるHIV陽性者の割合（2011年，WHO 2013）
〔http://gamapserver.who.int/mapLibrary/Files/Maps/HIV_adult_prevalence_2011.png〕

者の95％，死亡の98％が発展途上国で発生している。また多剤耐性結核（Multiple Drug Resistance-Tuberculosis：MDR-TB）は不適切・不完全な治療，変則的な治療によってもたらされ，治癒を困難なものにしている。さらに結核感染の広がりはHIV感染と密接な関わりあいをもっており，両者への対策が並行して行われる必要がある。

WHOは結核に対する世界的対策計画の最優先施策として1991（平成3）年からDOTS戦略を導入した[12]。DOTSは単に直接監視下短期化学療法（Directly Observed Treatment, Short-course）の略ではなく，効果的な結核対策のための枠組みとして，以下の5つの要素を含んだ包括的な結核対策戦略である[13]。

①結核対策への政府の強力な取り組み
②有症状受診者に対する喀痰塗抹検査による患者発見
③喀痰塗抹陽性結核患者に対する適切な患者管理（直接監視下療法）のもとでの標準化された短期化学療法の導入
④薬剤安定供給システムの確立
⑤整備された患者記録と報告体制に基づいた対策の監督と評価

2011（平成23）年の日本の新登録結核患者数は2万2,681人で，罹患率は人口10万あたり17.7（約5,000人に1人）である。これは米国（4.1）の4.3倍，カナダ（4.7）の3.8

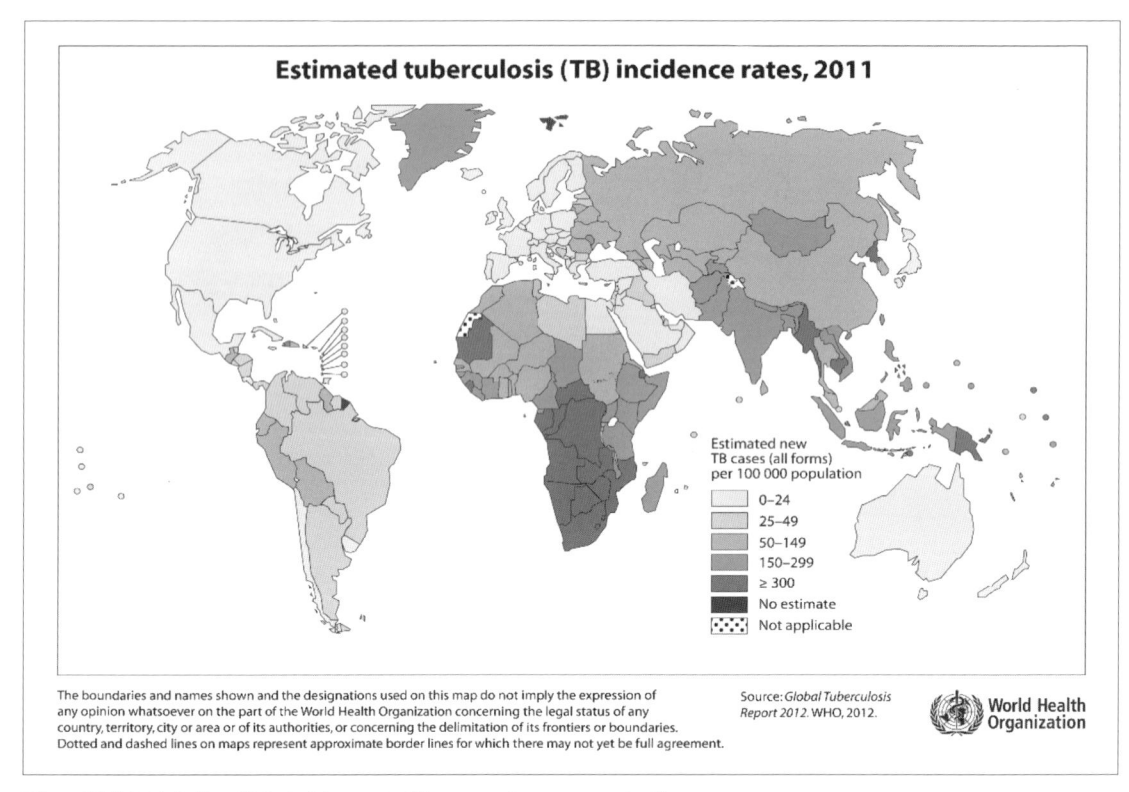

図4　新規結核患者の発生率（人口10万対，2011年，WHO 2012）
〔http://gamapserver.who.int/mapLibrary/Files/Maps/Global_TB_incidence_2011.png〕

倍，オーストラリア(6.3)の2.8倍，フランス(9.3)の1.9倍であり，日本は「結核中蔓延国」と位置づけられている。結核中蔓延国である日本は，これまでの日本独自の結核対策の基盤を有効に活用し，なおかつDOTS戦略の利点を取り入れることにより，日本の実状にあった「日本版21世紀型DOTS戦略」を提言し推進してきている。

　国際平和協力活動を展開する現地の患者は結核に限らず感染症の有無が不明であることが多く，診療の場面での職業感染のリスクも国内の診療に比べてはるかに高いといえる。加えて現地の過酷な自然環境や悪条件の生活環境は，体力の低下を引き起こしやすく，免疫力が低下し発症のリスクを高める。結核は患者のくしゃみ，咳，唾液に含まれる結核菌の吸入により容易に感染を引き起こす空気感染であり，集団発生のリスクも高い。以上のことも踏まえつつ，現地で実践できうる感染伝播の遮断や発症予防の対策を施すことが求められる。

2 感染症問題における看護官の役割

　派遣隊員の感染症の発生は，円滑な任務遂行に与える脅威が極めて大きい。特に集団発生の場合は深刻な影響を及ぼす。看護官は，集団感染のリスクのアセスメントを実施して，派遣隊員に対する感染予防対策を含めた健康管理，宿営施設の環境衛生，

食品衛生，現地における安全な診療体制づくりに積極的に参加することが求められる。また被支援国に対する保健医療活動を行う場合，各国の文化的・地理的特性，保健医療および看護の現状を踏まえた対応が必要となる。

(1) 標準予防策の遵守

医療現場には，易感染者，感染源，感染経路がそろっており，感染症の発生しうる状況にあり，特に患者と密接にかかわる医療従事者はそのリスクが高い。標準予防策（Standard Precautions）は，1996（平成8）年に米国疾病予防管理センター（Centers for Disease Control and Prevention：CDC）が発表した患者と医療従事者を病原体による感染の危険から守り，感染症の発生を減少させるためのもので，感染症の有無にかかわらず病院でケアを受けるすべての患者に対して行われる感染予防策の基本的な考え方である。標準予防策の対象は，湿性生体物質（血液・体液・分泌物・排泄物），傷のある皮膚を含んだ創部，粘膜である。具体的には，処置前後の手指衛生，対象物や汚染器具に触れる際の手袋の使用，湿性生体物質が飛散するような医療処置や行為の場合のマスク，ゴーグル，ガウン等の**個人防護具**の使用である。国内では院内感染予防として多くの医療施設で広く浸透しているが，国外の国際平和協力活動の医療現場においても，同様の感染予防策が必要となる。

WHOは2004（平成16）年10月に，医療の安全を世界規模で守るためにWorld Alliance for Patient Safety（患者安全のための世界同盟）を立ち上げ，その中の最初に取り組むべき課題として感染制御，特に手指衛生をあげている。さらに2009年には，「医療における手指衛生ガイドライン」を公開した[14]。このガイドラインには「手指衛生の5つのタイミング」が提示されている。5つのタイミングとは，

　①患者に触れる前
　②清潔／無菌操作の前
　③体液に曝露された可能性のある場合
　④患者に触れた後
　⑤患者周辺の環境や物品に触れた後

である。このようなタイミングで手指衛生を実施することによって医療関連感染を低減できる。手指衛生の基本はアルコール手指消毒である。WHOは75 v/v％イソプロパノールまたは80 v/v％エタノールの製剤を推奨している。ただし，肉眼的に汚れた場合，血液あるいはその他の体液で目に見えて汚れている時，トイレを使用した後，芽胞形成性病原体に曝露した場合には，石鹸と流水による手洗いが必要である。手指衛生は感染対策には最も有効でかつ実践可能な方策である。特別な設備を必要とせず，しかも短時間（20〜30秒）でほとんどの微生物を除去できるアルコール手指衛

個人防護具：医療従事者が，血液または湿性生体物質に触れる可能性がある場合に使用する装具のことをいう。主な個人防護具として，ガウン，手袋，マスク，キャップ，エプロン，シューカバー，フェイスシールド，ゴーグル等がある。これらの使用は病原体の感染経路を遮断するための有効な手段である。

生は，野外での医療活動においては特に利便性が高い．看護官は，すべての衛生科隊員が日常的に手指衛生を遵守し，継続できるような方策を検討する必要がある．

　災害後や難民の発生，暑熱等の環境は感染症発症には好条件であり，このような環境下は衛生科隊員にとって医療活動を通した感染のリスクをいっそう高める．同時に派遣中の医療活動は屋外や天幕内であることが多く，気温や湿度等気候の影響による個人防護具の使用への抵抗感や，臨床経験の少ない衛生科隊員も多いことから標準予防策が遵守されにくいことが予測される．一般的に感染対策を理解していても実践が伴わないことが多く，知識よりも動機がないために実践につながらないと言われている．

　感染防止対策の実践で重要なことは，感染防止対策の理解と現場での定着・継続である．看護官は，衛生科隊員が手指衛生や個人防護具の使用の必要性を理解し，恒常的に実践できるような働きかけや工夫が必要である．また，使用した医療器具や医療廃棄物の取り扱い等についても統一するような体制をつくり，感染防止に努める必要がある．加えて，活動開始時から速やかに万全な感染防止策を施した医療活動が展開できるように，派遣前の医療資器材の梱包には十分な配慮が必要である．

　閉鎖された環境にある艦艇内や航空機内においても感染伝播に対する留意が必要である．艦艇内や航空機内で感染性の汚染が発生した場合の対処，汚染された可能性のある隊員や感染症患者航空輸送等については，感染症法の分類と照らしあわせた患者航空輸送方法や対応策がマニュアル的に一覧表になって掲載されている[15,16]．ここでも搭乗員や医療関係者，患者付き添い者に対して標準予防策を取らせることを基本とした具体的な実施要領が記されている．

(2)派遣隊員の健康管理

　国際平和協力活動による派遣先は，災害地域，発展途上国等衛生環境の低下した地域であることが多く，派遣隊員の感染症対策を含めた健康管理は重要である．国際平和協力業務の派遣隊員や国際緊急援助活動の派遣待機隊員は，所属する駐屯地において個々の派遣に関する規則や通達に基づいて計画的に予防接種を受け，最大の免疫状態を確保して現地での活動を行う．一方で劣悪な環境条件や体力の消耗，生活リズムの変化や過度のストレス等からくる消化器系や呼吸器系等の感染性疾患の発症の可能性も高い．

　2004(平成16)年からのイラク復興支援活動における1次隊から3次隊の医務室における診療実績を表2[17]に記す．感染症関連の診療では，白癬症，サシチョウバエ(Phlebotomine sandfly)等による虫刺されが多く，加えて下痢症と39℃以上の発熱や白血球・血小板減少を伴うウイルス感染症例等がみられる．

　下痢症は1次隊から散発しており，2次隊と3次隊においては集団下痢症が発生している．腹痛，頻回の下痢，発熱等の臨床的特徴を示したが，全例が抗菌薬投与を必要とせずに完治し，便培養検査でも有意な菌は検出されなかった[17]．しかしこれらの発生例では，発症率が非常に高く部隊行動に与える脅威は極めて大きい．診療活動

表2 陸上自衛隊イラク復興支援群衛生隊医務室における診療実績

	主たる診療期間	総受診件数	手術車使用件数	受診理由（科別比率） 特異的な症例・事例
1次隊	2004年2〜5月	2,142	0	感冒18％，消化器16％，その他皮膚科疾患（虫刺され・白癬・湿疹）等 白血球減少を伴う不明熱2例
2次隊	2004年6〜8月	1,550	2	皮膚科疾患36％，消化器23％，整形外科23％，その他感冒等 無菌性髄膜炎1例，集団下痢症（発症率24％）1件
3次隊	2004年9〜11月	1,151	0	皮膚科疾患36％，消化器14％，整形外科12％，感冒6.4％，外傷5.4％等 不明熱1例，集団下痢症（発症率30％）1件

〔藤井達也：イラクにおける活動の実際と感染症対策について．関 修司（編）：自衛隊衛生のための感染対策マニュアル，pp46-49，防衛医学振興会，2005より一部改変して転載〕

に加えて，感染症媒介昆虫に対する部隊防疫や，食品衛生等は感染症対策上極めて重要と位置づけられる。

また現地病院の支援においても，エキノコッカス，内臓リーシュマニア症，腸チフス，下痢症等が重要な感染症であったとある。現地で流行している感染症の情報の入手等現地調査を行って派遣隊員の健康管理に努める必要がある。

派遣隊員の感染症発症予防や，発症した場合の早期発見・早期対応，感染の拡大防止は，集団で活動する部隊においては重要な対策である。まずは隊員個々が感染予防行動の必要性を理解しなければコンプライアンスは高まらない。隊員への教育・啓発は感染管理の基本的要素である。派遣隊員に対する衛生教育や啓発活動をとおして，コンプライアンスを高めて感染症の予防に努めることも看護官の重要な役割といえる。その中でもマラリアの感染予防には，派遣前後を含めた一定の期間を通して定期的な抗マラリア薬の内服が必須であり，自己判断による内服の中止を行わないような働きかけが必要である。2002（平成14）年3月から2004（平成16）年6月の間の東チモールでの国連平和維持活動では，派遣期間を通して4名のマラリア患者が発生している。第2次隊では，毎週金曜日をメフロキン内服日（メフロキンの金曜日）と決めて宿営地に放送を流し，隊員各個人に服用を任せていたものの，副作用や服用を嫌がる隊員もいたと報告されている。また別の派遣隊では，服用率を高める措置として医官等の目の前で全員一斉に予防薬の内服を行っていた[5]。熱帯熱マラリアに感染した場合，適切な治療を受けなければ2週間以内に25％が死亡するため早期発見が重要であるが，発疹等の特異的な症状がない[6]。このため，発熱患者の適切な対応や管理とともに，指揮官や各隊員に対して，予防内服の必要性，有効性とリスクに対して十分な理解と内服行動を促進する働きかけが重要である。

衛生科隊員は，医療活動を通した感染の機会を持たざるを得ないため，一般隊員以上に日々の健康管理が必要となる。1994（平成6）年のルワンダ難民救援隊衛生科（治療隊）の日々の点呼では，バディーごとに発熱，貧血，黄疸，リンパ節腫脹，手指の傷の有無を相互に確認し，異常の早期発見に努めたとしている[10]。

(3)他の医療活動チームとの協働及び連携

　重症急性呼吸器症候群(Severe Acute Respiratory Syndrome：SARS)の世界的な流行を契機に，発展途上国においても感染制御に対する関心がここ数年急速に高まっている[18]。国際平和協力活動は，派遣地域の特性も十分に考慮しながら現地の医療ニーズを把握する必要がある。派遣の目的により医療活動の対象や範囲は異なるが，現地の医療支援活動を行う場合は特に重要である。2004(平成16)年12月に発生したインドネシアスマトラ沖の地震・津波による災害に対して，自衛隊は海上からの捜索・救難活動，現地での医療及び航空援助活動を展開した。応急医療チームの活動は，発災後3週間ほど経過した段階からの開始であったことから，応急医療チームの隊長は現地における医療ニーズがどのように推移しているかを入国前から情報収集し，現地情報の分析に努めている[19]。現地では，インドネシア公衆衛生当局と諸調整を行い，また在インドネシア大使館およびJICAと協議して一貫性のある継続的な業務を実施したとあり，民間と自衛隊の連携・協力がいかに重要であるかを再認識している[19]。現地のニーズをしっかりととらえることができれば，医療援助隊は災害のどの段階からでも効果的な活動が可能である。

　的確で迅速な感染症対策を実践するにあたっては，現地の保健所や医療機関，他国の医療チームとの様々な情報を共有することが極めて重要である。現地の保健医療機関を中心とした情報を共有できるネットワークが存在する場合，派遣隊長の指揮の下，感染症に関する正確な情報を入手し，その内容を基に活動を行っていく必要がある。感染対策は派遣部隊だけで完結するものではなく，現地の保健医療機関や他の派遣部隊や組織団体，さらには地域住民の理解や協力のもとに行っていくことで実効性が高まる。

● 文献

1) 四ノ宮成祥，佐藤仁哉，藤井達也：熱帯・亜熱帯地域における自衛隊活動時の病害昆虫の生態とそのコントロール．防衛衛生 54(9)：227-246, 2007
2) 春木宏介：国際貢献活動と感染症―原虫疾患．防衛医学編纂委員会(編)：防衛医学．pp292-300, 防衛医学振興会，2007
3) 藤本秀士，他：原虫類．藤本秀士(編)：わかる！ 身につく！ 病原体・感染・免疫 改訂2版．pp359-360, 南山堂，2010
4) 四ノ宮成祥：世界の特異的な感染症のアウトライン．関 修司(編)：自衛隊衛生のための感染対策マニュアル．pp23-29, 防衛医学振興会，2005
5) 百武加恵：東チモールでの経験．関 修司(編)：自衛隊衛生のための感染対策マニュアル．pp39-45, 防衛医学振興会，2005
6) 平山健一：部隊で行う予防接種．関 修司(編)：自衛隊衛生のための感染対策マニュアル．pp97-112, 防衛医学振興会，2005
7) 藤本秀士，他：主な病原ウイルスと疾患．藤本秀士(編)：わかる！ 身につく！ 病原体・感染・免疫 改訂2版．pp291-293, 南山堂，2010
8) エイズ予防情報ネット　UNAIDSレポート「世界のエイズ流行2012年版」(日本語版)．http://api-net.jfap.or.jp/status/pdf/Global_AIDS_epidemic_2012_J.pdf(最終アクセス日：2013年11月10日)
9) 新井明日奈，玉城英彦：HIV/AIDS制圧に向けた世界の現状と課題．公衆衛生 76(8)：622-

627, 2012
10) 塩見 洋：カンボジア PKO，ルワンダ難民救援隊における感染症対策と教訓．関 修司（編）：自衛隊衛生のための感染対策マニュアル．pp30-34，防衛医学振興会，2005
11) World Health Organization(WHO)：WHO Report 2003：Global Tuberculosis Control Surveillance, Planning, Financing. Geneva, 2003
12) 森 享：結核の脅威．吉原なみ子（編）：流行感染症の脅威：最新情報とその対策—エイズ，肝炎，ATL，梅毒・クラミジア，SARS，インフルエンザ，結核．臨床病理レビュー 129：102-110, 2004
13) 須知雅史：世界の結核—DOTS 戦略を中心として．
http://www.jata.or.jp/rit/rj/gtc99.html（最終アクセス日：2013 年 11 月 10 日）
14) World Health Organization(WHO)：WHO Guidelines on Hand Hygiene in Health Care.
http://whqlibdoc.who.int/publications/2009/9789241597906_eng.pdf（最終アクセス日：2013 年 11 月 10 日）
15) 池田 真，鈴木信哉：海上自衛隊における感染症の脅威．防衛医学編纂委員会（編）：防衛医学．pp237-244，防衛医学振興会，2007
16) 鋏田成雄：航空自衛隊における感染症の脅威．防衛医学編纂委員会（編）：防衛医学．pp244-250，防衛医学振興会，2007
17) 藤井達也：イラクにおける活動の実際と感染症対策について．関 修司（編）：自衛隊衛生のための感染対策マニュアル．pp46-49，防衛医学振興会，2005
18) 押谷 仁：国際保健の観点からみた感染制御—WHO におけるあらたな取組みと将来展望．医学のあゆみ 218(13)：1063-1066, 2006
19) 賀來浩器：インドネシア国際緊急援助隊の活動．関 修司（編）：自衛隊衛生のための感染対策マニュアル．pp50-62，防衛医学振興会，2005
20) 小原 博：途上国における感染症と国際貢献．感染症 35(2)：51-62, 2005

第3章

戦傷病看護

本章では，防衛目的を達成するための作戦地域で発生する「戦傷病」への看護について野外病院までの概要を論じる。展開地域や状況の特性に応じ，求められる看護の役割は多様であるが，通底する原則を体系的に学ぶことによって看護官としての独自性を理解することを本章のねらいとする。

自衛隊は交戦下での実務経験がないことから，文献として提示した米軍等の教育資料や研究成果も併せて参照されたい。

第1節 作戦地域における看護の特性

1 看護官の任務・役割

わが国に対する外部からの武力攻撃が発生した事態，又は武力攻撃が発生する明白な危険が切迫していると認められるに至った事態(武力攻撃事態等)において，自衛隊は，内閣総理大臣によって防衛出動を命ぜられる[1]。政府の現在の武力攻撃事態の想定は，着上陸侵攻，ゲリラや特殊部隊による攻撃，弾道ミサイル攻撃，航空攻撃，核・生物剤・化学剤(Nuclear, Biological and Chemical：NBC)攻撃であるが[2]，これらの規模の大小やパターン(複合)によって作戦計画は多様となり，展開地における衛生科支援の様相も異なってくる。

防衛作戦，各種戦術行動の中で衛生科支援は展開され，あらゆる場面で看護が必要とされる。武力攻撃事態等においては，陸海空統合運用体制や米軍との協力体制下での部隊行動となること，住民避難の支援が武力攻撃の排除と並行して行われること，敵国軍隊等の捕虜の存在等から，傷病者は陸上自衛官のみにとどまらない。これらの傷病者に「療養上の世話」と「診療の補助」等を行い，健康の回復を図り，人的戦闘力を維持増進させることが看護官の主たる任務となる。

作戦時，展開地における看護官の役割は，傷病者の看護のみならず，幹部の1人として隊長の補佐，施設管理，衛生救護等の指導教育，情報収集や各種連絡調整等多岐にわたる。看護官は，主として師団収容所や野外病院，もしくは自衛隊病院に収容される傷病者の看護に任ずるが，武力攻撃事態によっては小規模な救護所，あるいは既存施設等を活用して別師団や米軍との混成チームで活動することも考えられ，活動の場や態様にはバリエーションがある。看護官には，施設や人員，物品が十分でない中で看護を提供する柔軟性や創造性，プレッシャーのかかる状況下で迅速に判断し，幹部として曹・士を指揮しながら行動することが求められる。また，傷病捕虜について

は，法律に則り，人権や風俗慣習を尊重し，名誉を損なわないように対処する必要がある[3]。

　ベトナム戦争当時，豪軍の看護師は十分な野外看護のトレーニングも情報もないまま戦地に赴き，現場で仕事に慣れていくしかなかった。軍医が少ないことから，トリアージエリアは看護師が主体となって傷病者を分類し，極端に少ない人員で長時間―絶え間なく搬送されてくる傷病者を1人の看護師が60床のユニット内で36時間連続―ケアを行う等過酷な任務にあたった[4]。現代戦においても軍看護師は限られた資源と情報の中で任務を果たす必要があるが，野外看護に関するトレーニング環境はベトナム戦争当時と比較して格段に進歩し，軍看護に関する知識にも容易に触れることができるようになってきていることから，派遣前に可能な限り準備性を高めておくことが重要である。

　例えば，De Jongら[5]は，イラクやアフガニスタンの野戦病院で任務にあたった米軍看護師らへの聴き取り調査から，大量傷者発生時の軍看護師の経験的知識として「大量傷者への備え」「傷者発生数が不確定な状況下での活動」「患者を追跡するシステムの向上」「リソースの活用」「大量傷者発生による波及への対処」「看護実践範囲の拡大」「攻撃のさ中での医療施設運営」「大量傷者発生による看護師の感情への対処」の8領域を見出している。この研究では，作戦地域における米軍看護師らの通常の活動が主に収容者の看護ケアであること，しかし大量傷者発生時には救命処置と後送に焦点が移り，後送準備としての記録や優先順位の決定において看護師の役割がいかに重要かが示されている。

　加えて，現代戦においては第3節で触れるNBC障害に対する準備も極めて重要となっている。戦争時における化学兵器の使用は国際的に禁じられているが，イラン・イラク戦争や湾岸戦争及びシリア内戦下では化学兵器の使用（または使用の疑惑）があったとされる。イラン・イラク戦争時には，化学兵器による救急医療部門での任務がイラン看護師の主要な役割の1つであった[6]。また，化学工場の事故やテロによって今や一般の救急看護師であってもNBC障害の患者に対応することがあるが，実際の対処場面において看護師は躊躇を覚え，防護衣の着用にも限界を感じていることが報告されており[7]，NBC対処のトレーニングによって看護師の準備性を高めておくことが求められている。

　特殊な状況下であっても，看護独自の「ケア」，すなわち傷病者との相互作用の中で，相手をホリスティックな存在としてとらえ，心理社会的なケアを提供すること，そしてできる限りのインフォームド・コンセント，薬剤を必要としない治療的タッチングや励まし，気づかい等を，直観や美的感覚を生かしながら示し続けることは重要である[8]。さらには，ジレンマをはらむ戦傷病治療の現場において何をすべきか判断し，傷病者を擁護するための倫理観[9]をもってケアにあたることは，平素の病院医療と同様に，看護官の重要な役割といえる。

2 看護を展開する場の特性

(1) 作戦第一主義

平時における医療は患者第一主義であるが，武力攻撃事態等対処においては，作戦支援上の要求により治療・収容施設は移動・展開し，その中で衛生支援が実施される。また，作戦下では，常に敵を意識した行動をとらねばならず，敵に展開地を察知されないよう，灯火管制下で，警戒等を行いながらの看護となる。

作戦下で傷病者が発生したとき，たいてい医療の問題と作戦上の問題が併存しており，良い医療の追求は，ときに拙い作戦にもなりうる。われわれは傷病者にとっても任務にとっても可能な限り良い結果を求めるが，その際優先されるのは「任務」である。

(2) 劣悪な環境

衛生支援は，作戦に応じて移動を余儀なくされるため，移動展開に時間と労力が必要とされる。また，野外の自然環境にも影響されやすいため，傷病者に適した気温や気圧，湿度，衛生的な環境の確保はしばしば困難である。施設，備品，医薬品，供給システム，診断や治療のための技術，情報伝達手段等，すべてが乏しい環境で，多くの重症患者のケアに対応しなければならず，各施設が分散されているために，業務連携や傷病者の移動にも労力が必要とされる。

(3) 看護管理上の困難

看護官は収容施設における限られた幹部の1人として，リーダーシップの発揮が期待されており，特に先任看護官は，看護管理のみならず収容施設の長を補佐し，全体の管理に関与する。しかし，展開地における診療・看護には，作戦面，施設の問題以外にも多くの困難が伴っており，医療安全のリスクが極めて高い状況にある。

治療・収容施設では，多くの傷病者を掌握しなければならず，重症者に少人数で対応しなければならない。また，施設の収容能力を超える人数を受け入れざるを得ない場合も想定され，傷病者同士の援助や相互の精神的安寧等を考慮しながら収容ベッドを振り分ける必要がある。加えて，灯火管制下，劣悪な衛生環境下での観察やケア，および院内感染対策等の患者管理は非常に困難なものになる。

看護要員（看護官，衛生救護員等）は，人員不足や不慣れな状況下で困難な看護活動を続けているため疲弊している。業務量に合わせた効率的な配置や勤務体制を工夫し，交代で休養をとることができるよう配慮する必要がある。また，看護要員の資格や経験が一定でないことから，看護の質を維持できるような運営や教育指導を考える必要がある。

展開地では医薬品類や医療資器材等の管理が適切に実施できなくなる可能性があり，空間に限りがあることから効率的な物品配置も困難な場合がある。戦況等によっ

て補給が途絶えた場合には，これらが不足することも考慮しておかねばならない．

3 作戦地域における倫理的ジレンマ

作戦時においても，人権を尊重し，価値観や習慣，信念に十分配慮したケアを提供することや，インフォームド・コンセント，個人情報の守秘といった看護倫理の基本は変わらない．しかし，そこにはさらなる専門性が求められ，道徳的ジレンマへの圧力が加わる[10]．

作戦時には，敵勢力から自分自身を守り，合理的な資器材の運用をしなければ，継続的で効果的な衛生支援を行うことはできない．作戦を第一義とするなかで，戦傷の

Memo　看護官が作戦地域で活動するための準備

心身の準備　平時の病院内の看護知識だけで部隊行動や野外装備品に対応することは難しく，一定程度の野外訓練の経験は欠かせない．命令に応じていつでも出動できる心身の準備を整えておくことが必要であり，平時からの健康管理，体力練成，メンタルヘルスは非常に重要である．看護官の大半は女性であるが，筋骨格系の特徴として女性は男性の数倍疲労骨折や腱の疾患を発生しやすいことから，部隊行動において障害の発生を予防できるよう備えておく必要がある[11]．また，一般衛生的な知識に加えて月経，妊娠・出産，閉経の影響等，女性特有の健康知識を得ておくことが部隊行動において助けとなる．女性の健康に焦点づけた訓練資料としては，米軍のテクニカルガイド[12]が参考になる．

家族の準備　派遣準備において家族の理解と子どもの養育等の手配は重要である．中には，家族の病気や出産等の気がかりを抱えて派遣される者もいるだろう．米軍では，海外派遣中に妻が出産する兵士が，心配，立ち会えなかった残念さ，罪悪感，もしこのまま自分が戦死してしまったらという恐怖に悩まされていることが明らかになっているが，電子メール等により家族と頻繁にコミュニケーションをとることで精神的ストレスが軽減し，家族（父）としての役割を果たした実感を得たとの報告がある[13]．また，米軍では兵士の帰還を待つ家族が陥りやすい健康上の問題（アルコール依存や抑うつ等）[14]や離婚率の高さ等も明らかにされており，兵士家族に対する軍のサポートシステムが整えられている[15]．自衛隊では，武力攻撃事態等における家族への支援について明文化されていないが，東日本大震災（児童一時預かりの実施等）や国際平和協力活動（留守家族との通信手段の確保や家族説明会等）に準じた施策が行われると考えられる．準備においてこれらの情報を収集しておくことは，自分や家族にとって役立つだろう．

トリアージは厳しい判断を迫られ，傷病者本人の「最善の利益」は二の次になる。トリアージの倫理的基礎は任務に必要とされる者を職務に復帰させることであり，その時と場所に応じた仕方で「最大多数に最大の善をなす」という目標に従うことになる[16]。傷病者の治療は，より軽症な者が優先され，交戦に戻ることができるかの判断—それは同時に彼／彼女がさらに重傷を負うか死ぬかもしれないことを意味する—が，指揮官に伝えられる。ジュネーブ条約では，傷病者を保護，看護することにおいて，性別，人種，国籍，宗教，政治的意見又はその他類似の基準による差別を禁じており，治療の順序における優先権は医療上の理由がある場合に限り認められるとされている。しかし，衛生科隊員は交戦中の隊員と同様に，作戦を完遂する任務を負っている。限られた衛生要員しかいない状況下で，隊員と同様に一般市民や敵国兵士（または捕虜）を医療上の理由から等しくケアすることについては，難しい判断を迫られるだろう。また，その判断は隊員の予後や士気のみならず作戦全体にも波及する可能性をはらんでいる。

　作戦時における衛生支援は，医療職としての倫理的価値観や衛生科における「骨肉の至情」「挺身奉仕の精神」との間に，しばしば相剋やジレンマを生じさせる。重要なのは，作戦と状況，倫理のバランスを考えることであり，そのためにはこのようなジレンマに無感覚になることなく，倫理的課題や意思決定（の共有）について継続的に学び，ときには衛生科組織を超えて倫理的問題について議論していくことである。

● 文献

1) 防衛省・自衛隊ホームページ：防衛関係法律等（自衛隊法第76条）．
http://law.e-gov.go.jp/htmldata/S29/S29HO165.html（最終アクセス日：2013年11月11日）
2) 内閣官房国民保護ポータルサイト：国民の保護に関する基本指針．
http://www.kokuminhogo.go.jp/pdf/shishin250322.pdf（最終アクセス日：2013年11月11日）
3) 防衛省・自衛隊ホームページ：防衛関係法律等．有事法制関連（武力攻撃事態における捕虜等の取扱いに関する法律）．
http://www.mod.go.jp/j/presiding/law/yujihousei/003b.html（最終アクセス日：2013年11月11日）
4) Biedermann N, et al：The wartime experience of Australian Army nurses in Vietnam, 1967-1971. J Adv Nurs 35(4)：543-549, 2001
5) De Jong MJ, et al：Mass casualty care in an expeditionary environment：developing local knowledge and expertise in context. J Trauma Nurs 17：45-58, 2010
6) Firouzkouhi M, et al：Nurses experiences in chemical emergency departments：Iran-Iraqwer, 1980-1988. Int Emerg Nurs 21：123-128, 2013
7) Considine J, et al：Chemical, biological and radiological incidents：preparedness and perceptions of emergency nurses. Disasters 33(3)：482-497, 2009
8) Emergency Nurses Association: Trauma nursing core course(TNCC)provider manual. Emergency Nurses Association, IL, 2007
9) Beam TE, et al：Military Medical Ethics vol.1 & vol.2. Textbook of Military Medicine Series. Borden Institute, TX, 2003
10) 前掲書9), p334
11) Springer BA, et al：Musculoskeletal injuries in military women. Borden Institute, TX, 2011
12) The U.S. Army Public Health Command(Provisional)：A guide to female soldier readiness. Technical Guide 281, 2010
http://www.25idl.army.mil/PT/Guide%20to%20Female%20Soldier%20Readinesss%

20TG281.pdf(最終アクセス日:2013年11月11日)
13) Schachman KA:Online father. Nurs Res 59(1):11-17, 2010
14) Slaven-Lee PW, et al:Emotional distress and health risk behaviors of mothers of United States Marines. Int Nurs Rev 58:164-170, 2011
15) Cline LS:Today's military wife, 6th ed. Stackpole Books, PA, 2009
16) Jonsen AR, et al, 赤林 朗, 他(監訳):臨床倫理学. p217, 新興医学出版社, 2006

第2節 戦傷病治療における看護

1 戦傷病の概念

　戦傷病とは,作戦地域において発生するもので,人的戦闘力を低下しうる障害の総称である。戦傷病は,外傷である「戦傷」,外傷以外の疾病である「戦病」,および「NBC障害」に区分され,さらに戦闘に起因する「戦闘傷病者」と戦闘に直接起因しない「非戦闘傷病者」に分類される。

　戦闘に起因する外傷には,武器による直接損傷の他,建物,車両,航空機,船舶等が戦闘によって破壊されることによって起こる二次的な損傷,あるいは戦闘行為に伴う骨折・捻挫・墜落等が挙げられる[1]。原因兵器としては,対人兵器(拳銃や小銃等の小火器,対人地雷,手榴弾等)や,対車両・対艦艇・対航空機兵器(砲弾,爆弾,ミサイル,地雷,機雷等),あるいは人が存在する地域を標的とした戦略兵器(焼夷性爆弾,大型ミサイル等)等があり,原因兵器あるいは発生機転によって,射創,爆傷,熱傷,物理的損傷,その他に分類される(表1)[1]。

　使用される武器は多種多様であるが,人体を損傷する因子としては,機械的因子,圧因子,熱因子の3つが基本であり,その他に放射線因子,化学因子,生物因子等がある。これらによって人体が障害を受けると,組織的壊死,骨折,出血等が起こり,さらにそれらの侵襲によって循環器系,内分泌系,凝固系等に様々な生理学的変化がもたらされる[2]。

　現代戦における傷病者発生の傾向は,短時日・昼夜連続不断の重傷者の多発,複合損傷,熱傷,コンバットストレス(147頁参照)等の傷病者の多発であり,軍事科学技術の進歩により,機動力が向上するとともに,火力戦闘の激烈化,探知・評定能力の向上及び特殊武器脅威の常態化等の様相を呈している。戦傷者は同時多発的に,しかも第一線・後方の区別なく発生し,複合損傷,出血や熱傷を原因とするショック又はプレショック状態の重傷者が頻発する。交戦時間が長期化すれば,傷病者は継続的

表1 戦傷の分類

射創	飛来する小物体が人体に衝突することで起こる外傷。物体の持つ運動エネルギー，形態等によりさまざまな形状を示す。銃創と破片創がある。
爆傷	武器・兵器の爆発に伴う人体の外傷。創の形状は複雑で熱傷・破片創を伴う。爆発の直接的な外傷を爆創，爆発に伴う人体の損傷を爆風傷という。
熱傷	武器・兵器の燃焼により発生する。ほとんどの兵器は何らかの熱源となりうるので，他の戦傷との合併率が高く，現代戦では戦傷者の過半数を占める場合もある。
物理的損傷	特殊な武器(レーザー等)や車両等の破壊，特殊な環境での活動により二次的に発生する。電撃傷，薬傷，化学熱傷，放射線皮膚障害，凍傷等が含まれる。
その他	極端な近接戦闘や，車両等の破壊による二次的損傷等によって，切創，切断，挫創等の一般的な外傷が発生する。

〔徳野慎一：戦傷の分類と概念．防衛医学編纂委員会(編)：防衛医学．p23，防衛医学振興会，2007を要約し表に改変〕

に発生し，コンバットストレスも増加する。

　戦闘地域ではほとんどの傷者が貫通性の外傷であり，鈍的外傷が多い一般救急とは大きく異なっている。銃創や爆創・爆風傷，化学熱傷や放射線皮膚障害等の戦傷，そしてNBC兵器による特殊な障害は，現代日本の救急外来で対応する機会が少ないことから，看護官として知識を得ておくこと，実戦に準じたシミュレーション教育・訓練を受けておくことは重要である。

2 戦傷の治療

(1) 戦傷治療の原則

ア　作戦支援のための医療

　戦傷治療の大原則は，「作戦支援のための医療」である。市中における医療と異なる特徴は，戦闘による創傷を扱うことや治療が戦闘状況下で行われること，そして衛生科隊員自身も戦闘員であることである[3]。

　侵略してきた敵と国家の存亡をかけて戦うときに，少数の傷者を救うために作戦を阻害することはあってはならず，最大多数の最大幸福のために，軽症者の治療を重症者より優先しなければならない[4,5]。劣悪な環境下においては，スムーズな治療・後送が難しい。限られた人員と医療資器材で大量の傷病者を治療しなければならない状況においては，優先順位の判断(以下トリアージ)の良否が患者の予後を左右する。戦闘地域における処置・治療は，隊員自身や衛生救護陸曹によって限られた医療資器材を用いて行われる。敵の砲弾が飛び交う中では，戦傷者への治療・処置に割ける時間

🔍 **(戦傷に伴う)ショック**：ショックとは，全身への十分な血液供給が急にできなくなり，全身の組織や臓器が血流不足により機能低下に陥った状態のことをいい，心臓のポンプ機能の急激な低下，血液量の急激な減少，急激な全身の血管の拡張等による血管容積の急激な増加が誘因となる。戦傷においては外傷性出血や熱傷(毛細血管の浸透性が亢進して血液が組織へ流出する)に伴う体液喪失，胸壁損傷による緊張性気胸や穿通性外傷による心タンポナーデ，敗血症やアナフィラキシー等によるショックがある。

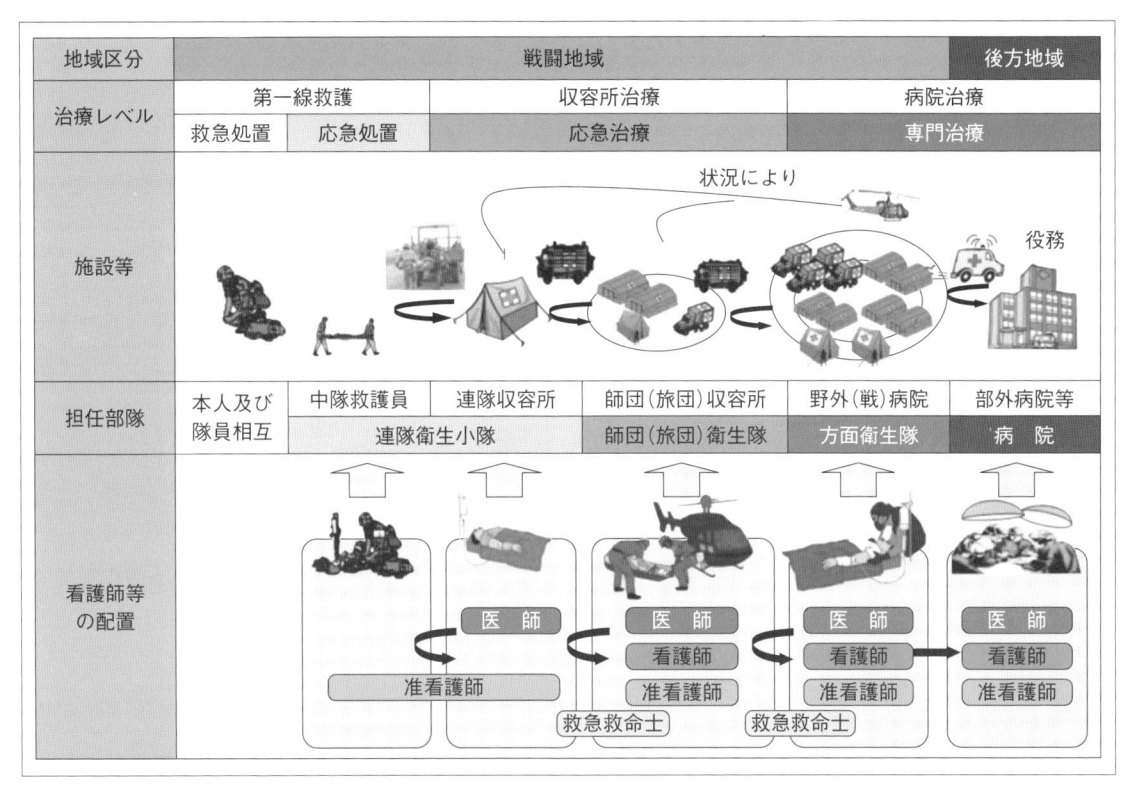

図1　部隊区分と治療レベル（陸上自衛隊の場合）
〔防衛省：自衛隊病院等在り方検討委員会報告書 別添資料6 付紙
http://www.mod.go.jp/j/approach/agenda/meeting/board/arikata-byouin/pdf/betten05_01.pdf より転載〕

はほとんどなく，戦傷者への治療・処置を中止して銃撃に加わり敵の戦火を抑制するほうが重要となることもある。

イ　段階的治療

戦傷の治療では，戦闘地域の近くでより早く救命処置を実施することと，必要な医療設備を持つことのバランスをとる必要がある。そのため，前線地域から順に医療設備の整った後方地域へ傷病者を後送する段階的治療システムにより適切な時期に適切な場所で適切な治療が受けられるよう，トリアージ，後送，応急処置，応急治療，専門治療が実施されなければならない[6,7]。効果的な治療及び不要不急の後送を避けるため，トリアージはとりわけ重要であり，それぞれの施設レベルで段階的に定められている治療基準に沿った治療・看護が求められる。

図1[8]，表2[9]に陸上自衛隊における治療部隊の区分と治療レベル，後送態勢を示す。治療区分は前方から第一線救護，収容所治療，病院治療に分けられる。前方の治療施設ほど移動性が高く，規模が小さいので治療能力には限界があり，逆に後方ほど移動性は低く，規模は大きくなり治療能力が高い。第一線においては負傷者自ら，または隊員相互に「**救急処置**」を実施し，衛生科隊員による「**応急処置**」が行われる。収容所治療は第一線救護と病院治療を連接し「**応急治療**」「**限定的な初期外科治療**」が行われる。収容所での治療の主眼は第一線に復帰させるための治療と，後送に耐え

表2 前方で必要な救急処置能力（陸上自衛隊の場合）

治療施設	大項目	中項目	第一線（中隊救護員〜患者集合点）救急処置・応急処置 生命確保に必要な傷病者の呼吸・循環を確保するための処置	連隊・大隊収容所 応急治療 生命を脅かす危険性のある問題除去と後送に耐えうるための呼吸・循環・中枢神経系の安定化を図る治療	師団・旅団収容所 応急治療 生命維持と機能保存・合併症予防に必要な応急治療及び限定された初期外科治療	野外病院 専門治療 生命維持・機能保存・合併症予防に必要な初期外科治療	地区病院等（後方地域）	中央病院等
訓練治療基準	気道確保	気道確保	△	△	△	○	○	○
	呼吸管理	呼吸管理	△	△	△	○	○	○
	創処理	止血	△	△	△	○	○	○
		消毒・洗浄	△	△	△	○	○	○
		被覆	△	△	△	○	○	○
		固定	△	△	△	○	○	○
		縫合	―	△	△	○	○	○
		ドレナージ	―	―	△	○	○	○
		デブリードマン	―	―	△	○	○	○
		血管修復	―	―	△	○	○	○
		小穿頭術	―	―	△	○	○	○
		四肢切断	―	―	△	○	○	○
		開頭手術	―	―	―	○	○	○
		開腹手術	―	―	―	○	○	○
		開胸手術	―	―	―	○	○	○
	循環管理	循環管理	△	△	△	○	○	○
	感染予防	感染予防	△	△	△	○	○	○
	対症療法	対症療法	△	△	△	○	○	○

凡例　○：当該項目に属する処置・治療の全てを行う。　△：当該項目に属する処置・治療の一部を行う。
　　　―：当該項目に属する処置・治療は行わない。
〔防衛省：自衛隊病院等在り方検討委員会報告書 別添資料6
http://www.mod.go.jp/j/approach/agenda/meeting/board/arikata-byouin/pdf/betten06.pdf より転載〕

られるようにするための治療である。野外病院等の病院治療では「**初期外科治療**」「**専門治療**」が行われる。

> **救急処置**：主として受傷現場において傷病者自らまたは隊員相互に行う処置。
> **応急処置**：衛生科隊員が傷病者に対して行う救急処置。
> **応急治療**：医官または歯科医官が行う応急的な治療。
> **限定的な初期外科治療**：野外病院までの後送に耐えられない患者に対して収容所で行うもので，救命および機能保存のために必要とされる最小限の外科治療。
> **初期外科治療**：生命に危険を及ぼす呼吸・循環障害の矯正と，致命傷となるか重大な後遺症を残すおそれのある合併症の治療・予防を目的として野外病院で行う外科治療。

(2) 戦傷治療におけるトリアージ[10]

　トリアージについては第1章で既に触れたが，傷病者を損傷または疾病の緊急度と重症度によって分類すること，そして治療・後送の優先順位を決めることである。トリアージは1回限りのものではなく，各治療段階で，あるいは一定期間をおいて繰り返し行われる。戦傷治療におけるトリアージは作戦を念頭に置かねばならないため，状況によっては戦闘力確保に主眼がおかれる場合もある。原則として救命不可能な傷病者に時間をかけすぎず，治療不要な軽症者を除外する。また生命は四肢に優先し，四肢は機能に優先し，機能は形態に優先する。原則として最も経験のある医療スタッフ（医官）がトリアージを担当するが，第一線では通常救護員によるトリアージと応急治療が行われる。収容所においても，大量傷者発生時等では医官が治療・処置に集中するため，看護官がトリアージを担当する場合もある。そのため，すべての衛生科隊員が基本的なトリアージの知識を共有しておく必要がある。自衛隊では第1章で紹介されたSTART法（43頁参照）がトリアージの参考にされる場合もあるが，ここでは実戦をもとに改定が重ねられている米軍 Tactical Combat Casualty Care（TCCC）のトリアージを紹介する（**表3**[11]，**図2**[12]）。

　なお，トリアージ・タッグは，現在国内では国際災害研究会によるものを標準としており，航空自衛隊・海上自衛隊でもそれに準じたものを使用しているが，陸上自衛隊ではEMT（Emergency Medical Tag：救急医療票）を使用している。EMTとトリアージ・タッグは記載する患者情報に大きな差異はなく，装着部位も同じである。色分けについてはいずれも米軍と同じ「緑・黄・赤・黒」の緊急度分類となっている。

(3) 戦傷の治療と看護（収容所まで）

　戦場における外傷救護は，戦闘下，暗夜，大量の傷者，限られた備品，しばしば延長する後送時間等の困難さがあるため，一般外傷救急のガイドラインをそのまま活用することはできない。米軍では，戦闘状況下での外傷救護ガイドラインの必要性が論じられ，1996（平成8）年に戦場救護のガイドラインTCCCを公表した。このガイドラインは，米国外科学会や米国救命士協会の賛同を得ており，最新のエビデンスや装備品の知識をもとに頻回にアップデートされている[13]。過去において米軍では，戦死者の多くが救護施設に到着前に亡くなっていたが，その中から「防ぎ得た死」と分析された原因には，四肢からの出血，緊張性気胸，気道閉塞および低体温症があった。TCCCはこれらに対してT（Tourniquet；ターニケットによる止血）（**写真1**）-A（Airway；気道）-B（Breathing；呼吸）-C（Circulation；循環）アプローチと低体温症の予防を徹底し，衛生兵への訓練を導入した結果，戦傷者の救命率が大きく向上し

専門治療：自衛隊中央病院，自衛隊地区病院および部外病院において行う診療科ごとの高度な専門の治療。野外病院における初期外科治療や収容所の野外手術システムを使用して行う限定的初期外科治療を含む。

表3 TCCCにおけるトリアージ分類

色	分類		例
赤	即時治療群 緊急治療群 Immediate	救命処置・手術を必要とする群。ここでの治療は時間をかけるべきでなく、生存の可能性の高い者に限るべきである。	上気道の閉塞、重症呼吸不全 致死性の出血 緊張性気胸、血胸、フレイル・チェスト 広範囲のII～III度熱傷 化学剤曝露後未治療の重症者 熱射病、非代償性ショック 急速な意識状態の悪化 その他致死的な、状態の急速な悪化
黄	遷延治療群 準緊急治療群 Delayed	かなり時間のかかる外科治療を必要とする傷者群であるが、全身状態は比較的安定しており治療の開始が遅れても予後に影響はない。維持治療(安定化のための輸液、固定、抗生物質投与、減圧、鎮痛等)が必要である。	代償性ショック、骨折、脱臼 循環障害を生じうる傷 止血帯等でコントロール可能な出血 コンパートメント症候群疑い 気道・呼吸の問題や非代償性ショックのない頭・頸・胸・腹・背部の貫通創 合併症がなく固定されている頸椎損傷 広範囲で汚染された、あるいは挫滅した軟部組織の創 重症コンバットストレス
緑	最小治療群 軽治療群 Minimal	軽傷であり、自分自身で対処可能、あるいは隊員相互に処置できる。	開放創のない単純骨折または脱臼 軽い裂傷(筋・腱・神経を含む) 凍傷、捻挫 軽い頭部外傷(正常な精神状態で意識消失が5分以内、瞳孔不同がない)
黒	期待治療群 死亡群 Expectant	広範囲に受傷しており、最善の治療によって効果があるかもしれないが回復の見込みがない者。見捨てられるべきではないが他の傷病者の目につかないようにする。最小限の有能なスタッフを付け、苦痛を和らげる処置をする。	外傷による心停止 広範囲の脳挫傷 体表面の70%以上を占めるII～III度熱傷 頭部銃創でグラスゴー・コーマ・スケール(GCS)が3点のもの

〔US Army Combined Arms center：Tactical Combat Casualty Care Handbook. Appendix A Triage Categories. pp57-58. https://call2.army.mil/toc.aspx?document=6851&filename=/docs/doc6851/12-10.pdf を邦訳し改変〕

たとされる[13]。TCCCの原則は、①戦傷者の救護、②さらなる戦傷者発生の防止、そして③任務の完遂であり[14]、良い作戦と良い医療を兼ね備えることにも寄与している。日米における法制度や資格職能範囲の違いはあるが、自衛隊においても、TCCCの考え方を参考にした衛生支援の訓練が実施されるようになってきている。

TCCCを理解することは、収容所前の救護員にとってばかりでなく、様々な施設・装備レベルでケアにあたる看護官にとっても重要である。戦傷の治療は、高次医療になるほど一般の外傷救急看護に近づくため、後送レベルが上がるほど一般外傷救急看護の知識が役立つであろう。

以下の項では、TCCC[3]を参考に作戦の影響が強い収容所までの治療と看護に焦点を当てる。

ア　第一線救護

交戦中は衛生科隊員も戦闘に参加している。傷者発生時には自力あるいは隊員相互または衛生科隊員により遮蔽物内へ移動させ、動けない者は敵の砲火が止むまでそのままじっとさせておく。盲目的に救助に入ってはならない。戦略的行動が優先される

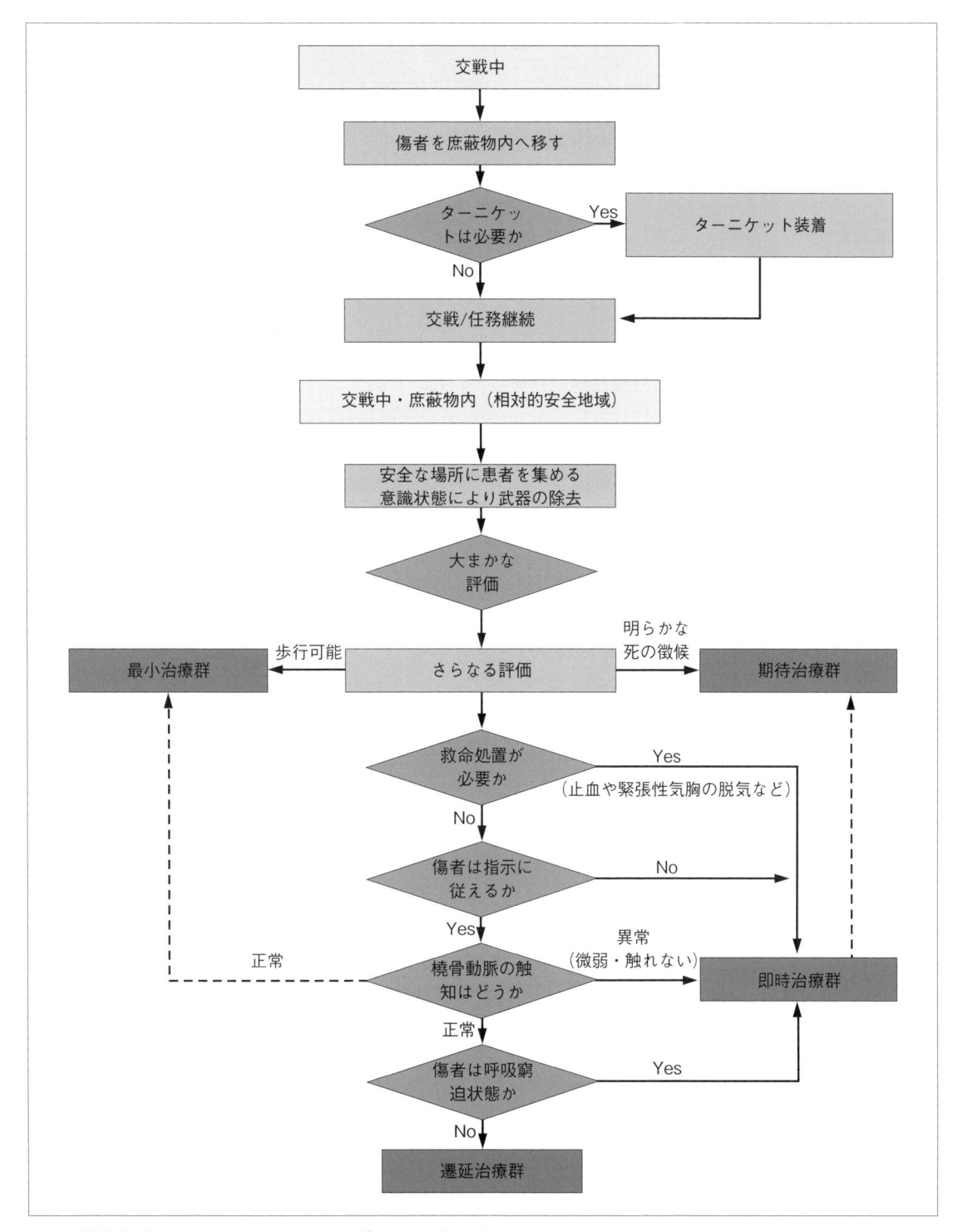

図2　戦闘地域におけるTCCCトリアージのアルゴリズム

〔The National Association of Emergency Medical Technicians : Prehospital trauma life support(PHTLS)7th ed., p675, Mosby Jems Elsevier. MA, 2010. Figure 30-3を邦訳し改変〕

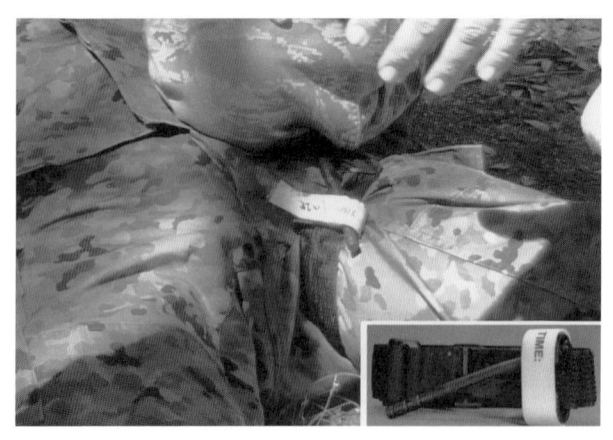

写真1　左大腿部に装着されたターニケット
右下白枠内は使用前のターニケット。図では大腿動脈を膝で圧迫しながら装着している。

ため、処置・治療に割ける時間はほとんどなく、気道の管理や頸椎固定もここでは行わない。しかし出血コントロールは重要であり、止血が必要であればターニケットを装着（四肢以外は凝固剤を含む包帯で圧迫止血）し、可能であれば戦闘に復帰させる。

交戦下から敵の銃撃・砲撃による危険レベルが若干低い相対的安全地域に移動後は、より多くの時間を治療・処置に割くことができるが、その時間は戦況によって大きな幅があり、わずかな時間しかない場合もある。初期治療はT－A－B－Cアプローチと低体温症の予防が重要である。衛生科隊員の数や医療資器材は限られているため、速やかな後送に向けて準備するが、後送に要する時間も戦況によって数分から数時間、数日と大きな幅がある。

もし戦傷で心肺機能停止（Cardio Pulmonary Arrest：CPA）の状態になった者がいても心肺蘇生法（Cardio Pulmonary Resuscitation：CPR）を行わず、他の戦傷者への治療・処置を行って救命率を向上させたほうがよい。CPR施行者が敵の攻撃による危険にさらされることも考え、低体温や溺水、電撃症といった非外傷性のCPAに対してのみCPRを考慮すべきである。なお、意識レベルの低下した傷病者からは直ちに武器・弾薬を取り外し非武装化する必要がある。意識レベルが回復した際に仲間を敵と勘違いして攻撃する場合に備えるためである。

イ　収容所治療と看護

連隊収容所では医官が配置されており、生命維持及び後送に備えて状態を安定させるための限定的初期外科治療が可能となるが、依然人員や資器材は限定的であり、後送が重要となる。師団あるいは旅団収容所では医官や看護官、救急救命士が配置されており、生命維持と合併症予防に必要な初期外科治療が可能となる。戦地での傷病によって隊員は大きな不安と恐怖を感じており、彼らを安心させることは治療上にも大きな意味がある。収容所において傷病者にケアプランを説明しコミュニケーションをとることは、非常に重要な看護官の役割である。また、戦闘地域では記録物が不備

あることも多いため，診断や治療計画，容体の変化の観察，後送先への情報を継続させるために記録物を確認し情報を整理して整えておくことも必要である。

3 収容所・野外病院における看護

(1) 収容所及び野外病院

収容所では師団内で発生した患者に対する治療後送を実施するが，野外病院隊では，前方からの後送とともに，方面直轄部隊等に対する治療・後送が行われる。ここでは，埼玉県の朝霞駐屯地にある東部方面衛生隊の編成や任務を通して，野外病院における活動の概要を中心に述べる。

ア　方面衛生隊の編成

方面衛生隊は，隊本部・本部付隊，野外病院隊，救急車隊の3つの隊で編成され，野外病院を開設運営し，方面隊や各部隊で発生した患者を治療，後送する役割を担う。本部付隊は，方面衛生隊の隊本部が実施する衛生隊の総務，人事，訓練及び補給等の業務を支援する。また，野外病院隊は，隊本部，受入診療，手術，収容の機能を有し，医官，看護官，歯科医官，薬剤官，放射線技師，臨床検査技師及び救急救命士等で編成されている。救急車隊は，隊本部と救急車小隊で編成され，前線で発生した患者を野外病院まで搬送する[15]。

イ　方面衛生隊の装備

方面衛生隊では，救急車のほか，野外病院隊に野外手術システム，病院用天幕及びエアドーム等を装備している。病院用天幕の中では，トリアージのほか，X線や歯科診療および臨床検査等が行われる。野外手術システムは，手術を2個単位で行うことができ，手術した患者は病院用天幕やエアドームにおいて治療や看護を提供される。そのほか，感染症や汚染された場合に消毒や滅菌を行う機材も装備している。

また，救急車の中の装備品には，除細動器，ベッドサイドモニター，酸素ボンベおよび酸素吸入器等が積載されている。最大4名の傷病者の担架搬送，座ることができる傷病者であれば8名の搬送が可能である[15]。

(2) 受け入れ分類・処置

受け入れ分類業務は，主として師団・旅団等から後送された傷病者の受け入れ，トリアージを行う。トリアージでは，戦場において限られた治療施設で最大の治療効果を得るため，適切な治療を行えば救命可能な人を治療し，治療しても救命の可能性がないもの，治療がなくても予後に影響のないものには治療を行わない。また，応急治療施設では，救急セット等を使用し，応急治療も行われる（**写真2**）[16]。

(3) 周手術期看護

周手術期看護とは，術前処置から術中看護，および術後管理を含む看護を指し，受け入れ分類あるいは，処置室で応急処置を受け，本格的な外科治療を必要とする傷病

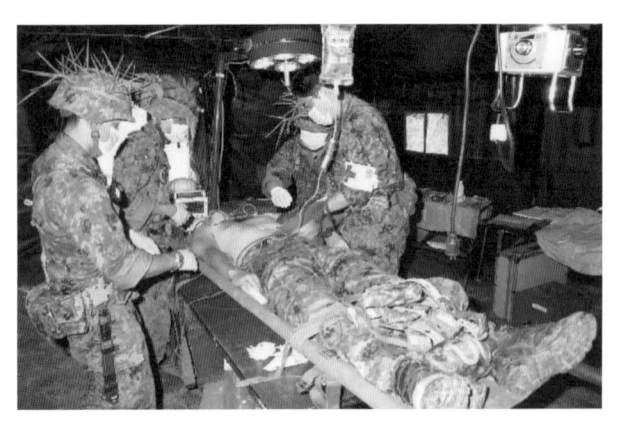

写真2 処置室での応急治療
〔防衛省・自衛隊ホームページ：陸上自衛隊第3師団活動状況：
平成22年第1次師団訓練検閲，http://www.mod.go.jp/gsdf/
mae/3d/h22kenetu1.html より転載〕

者を受け入れる。野外病院においては，手術ユニット(**写真3**)[17]等を使用した，緊急外科治療や，天幕を用いた初期外科治療施設において手術器械セット等を使用し，初期外科治療が行われる。

ア 術前看護

手術係により，トリアージに従って所要の外科治療に必要な手術の準備，看護および諸記録が行われる。ここでは，他の係との連絡調整を適切に実施すること，患者の装備品等を含む所持品は確実に管理し申し送るとともに，患者搬送時，点滴・各種ライン・酸素チューブ等に注意する等の安全管理が重要である。

イ 術中看護

手術係により手術の施設の内部配置から直接介助および間接介助等の術中看護，室内の後始末を行い次回の準備が行われる。ここでは，患者の申し受け・申し送りを確実に行うこと，患者取り違え等のインシデントやアクシデントが起こらないように留意する。また，特に，収容所における手術では，意識下で処置や手術が行われるケースも多いため，手術台上の患者の抑制を十分に行い，患者の安全に留意するとともに，術中の声かけを実施し，患者の不安の軽減に努めることが重要である。

ウ 術後管理

手術終了患者の術後管理および病室への申し送りまでを行う。ここでは，患者の入退室が頻繁になるため，患者の確認を確実に行う。また，バイタルサインが変動しやすいため，適宜バイタルサインの測定を行い，異常の早期発見・対処に努める。さらに，病室への申し送りの準備のため，最終的なEMTの記載，内容の確認を行うとともに，患者装備品の再確認を行う。

(4) 病室における看護

野外病院では，収容班により患者収容施設が開設・運営され，収容患者の看護，後

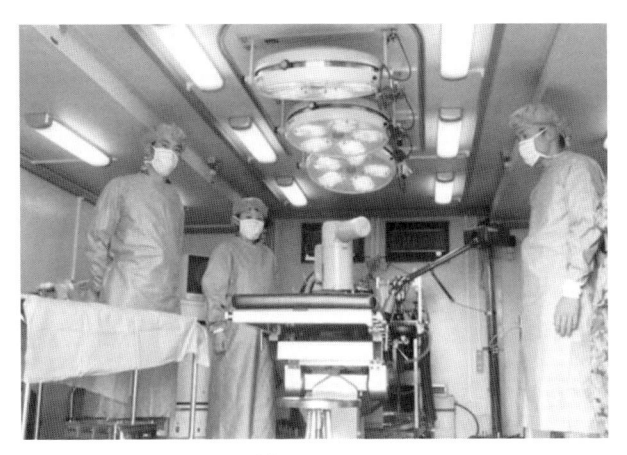

写真3　手術室内（手術車）
〔防衛省・自衛隊ホームページ：平成14年版防衛白書　第4章第2節
コラム　災害派遣，PKOで活躍する装備品［野外手術システム（手術車）］
http://www.clearing.mod.go.jp/hakusho_data/2002/clmphoto/frame/
cp144012.html より転載〕

送準備等が行われる。師団・旅団収容所においても同様の業務が行われるが，通常，病室に収容できるのは，最大48時間を超えない傷病者である。

　ここで留意すべきなのは特殊武器による患者，感染症，重症のコンバットストレス等の患者であり，これらの患者は区分して収容するとともに，装具等も区分して保管または回収する。隔離用天幕に収容した感染症患者では，基本的な感染予防策により感染拡大の防止に努めるとともに，重症のコンバットストレス患者に対しては，専属の看護を置く等して自殺や脱走防止等に留意し，必要時は抑制を行う。

(5) 後送における看護

　後送業務は，傷病者に最適の治療を提供するため，傷病者に救急の処置を実施しつつ，後方の施設に輸送するものである。

　患者後送では，EMT，診療記録表の点検，装備品等および貴重品の返納，救急車への患者の搭載ならびに救急車との物品交換を行う。この際，救急車の救護員に対して後送患者の様態，医官等の後送間の指示等を確実に申し送るとともに，現時点での戦況の推移を情報提供する。また，感染症患者は，可能な限り他患者とは別に後送等の配慮が重要である。患者搬送時，点滴・各種ライン・酸素チューブ等に注意し，安全管理に留意するとともに，十分な説明と励ましにより，心理的支援を行い不安の軽減に努める。

(6) 後送間または収容中に死亡した傷病者の取り扱い

　遺体は，診療記録やEMTに記録を行うとともに，清拭，清浄等の処置を行った後，状況の許す限り野外病院開設近傍の遺体安置所に後送する。その後，衛生施設の長が，所属部隊に，階級・氏名・遺体の引き渡し日・場所・移送方法について連絡し，

通常直接引き渡すことになっている。

　武力攻撃事態等における防衛出動では，衛生上の理由から部隊等が戦死者の埋葬や火葬をする場合も考えられるため，墓地以外の場所に埋葬することや，火葬場以外の場所で火葬することを禁じた「墓地，埋葬等に関する法律第4条および第5条の1」の適用除外となっている(自衛隊法第115条の4)[18]。隊員が艦船内で死亡した場合には，衛生上の理由等から，艦船の長は遺体を水葬に付する場合もある(隊員の分限，服務等に関する訓令第21条)[19]。隊員の遺留品等は相続人に引き渡されるため，遺留品目録を作成し管理が必要である。また，遺族のために本人の写真や遺髪等を保管し，相当の儀礼を行う必要がある(同21〜23条)[20]。

　米軍等では，出先遺体処理担当部隊が遺体を収容し，搬送前処置を行う。さらに，身元を確認するために必要な①全身，所持品等の写真撮影，②指紋採取，③歯科X線，④単純X線およびCT撮影を行った後，死因究明のための解剖が行われる。その後，人事部門と協力しながら，エンバーミング(保存処置)や遺体修復，死化粧，制服(礼装)の着用，納棺が執り行われ，遺族と対面，葬送式等が行われる。

● 文献

1) 徳野慎一：戦傷の分類と概念．防衛医学編纂委員会(編)：防衛医学．p23, 防衛医学振興会, 2007
2) 徳野慎一：戦傷の発生機転．防衛医学編纂委員会(編)：防衛医学, pp23-24, 防衛医学振興会, 2007
3) US Army Combined Arms center：Tactical Combat Casualty Care Handbook. https://call2.army.mil/toc.aspx?document=6851&filename=/docs/doc6851/12-10.pdf(最終アクセス日：2012年10月30日)
4) Beam TE, et al：Military Medical Ethics vol.1 & vol.2. Textbook of Military Medicine Series. Borden Institute, TX, 2003
5) 徳野慎一：戦傷の治療の原則．防衛医学編纂委員会(編)：防衛医学．p25, 防衛医学振興会, 2007
6) 前掲書4), p25
7) The National Association of Emergency Medical Technicians：Prehospital trauma life support(PHTLS)7th ed., pp664-670, Mosby Jems Elsevier. MA, 2010
8) 防衛省：自衛隊病院等在り方検討委員会報告書 別添資料6付紙 部隊区分と治療レベル(陸自の場合). http://www.mod.go.jp/j/approach/agenda/meeting/board/arikata-byouin/pdf/betten05_01.pdf(最終アクセス日：2013年11月11日)
9) 防衛省：自衛隊病院等在り方検討委員会報告書 別添資料6 前方で必要な救急処置能力(陸自の場合). http://www.mod.go.jp/j/approach/agenda/meeting/board/arikata-byouin/pdf/betten06.pdf (最終アクセス日：2013年11月11日)
10) 前掲書7), pp672-677
11) 前掲書3), Appendix A Triage Categories, pp57-58
12) 前掲書7), p675
13) 前掲書7), pp592-598
14) 前掲書7), p592
15) 阿波野俊昭：陸上自衛隊朝霞駐屯地 東部方面衛生隊—有事に備えるプロフェッショナル集団．救急救命通巻第27号14(2)：8-11, 2012

16) 防衛省・自衛隊ホームページ：陸上自衛隊第3師団活動状況：平成22年第1次師団訓練検閲.
  http://www.mod.go.jp/gsdf/mae/3d/h22kenetu1.html（最終アクセス日：2013年11月11日）
17) 防衛省・自衛隊ホームページ：平成14年版防衛白書 第4章第2節 コラム 災害派遣，PKOで活躍する装備品［野外手術システム（手術車）］.
  http://www.clearing.mod.go.jp/hakusho_data/2002/clmphoto/frame/cp144012.htm（最終アクセス日：2013年11月11日）
18) 防衛省・自衛隊ホームページ：防衛関係法律等（自衛隊法第115条の4）.
  http://law.e-gov.go.jp/htmldata/S29/S29HO165.html（最終アクセス日：2013年11月11日）
19) 防衛省・自衛隊ホームページ：防衛関係法律等（隊員の分限，服務等に関する訓令第21条）.
  http://www.clearing.mod.go.jp/kunrei_data/a_fd/1955/ax19550903_00059_000.pdf（最終アクセス日2013年6月3日）
20) 前掲18），第21〜23条

第3節 NBC攻撃による傷病者の看護

1 NBCあるいはCBRNE

　NBCは，Nuclear, Biological and Chemicalの略であり，核・生物剤・化学剤を指す[1]。これは，大量破壊兵器（WMD：Weapon of Mass Destruction）の同義語としてしばしば使用され，NBCという表現は，わが国でも広く認知されるようになった。しかし最近では，核分裂を利用した大掛かりな核兵器と，放射性同位体（ラジオアイソトープ）を通常の爆破物に混入させる放射性物質飛散装置（RDD：Radiation Disperse Device）いわゆる「汚い爆弾（Dirty Bomb）」という，放射線に関する2つの現象を明確に区分し，さらには自爆テロで用いられているような高性能爆弾をも合わせて，非通常兵器を総称し「CBRNE：Chemical, Biological, Radiological, Nuclear and high-yield Explosives（化学・生物・放射性・核・高性能爆破兵器）」あるいは単に「CBR（Chemical, Biological, Radiological）」という略語がNBCに代わって用いられるようになっている[2]。ここでは，生物剤・化学剤および放射線による攻撃やテロへの対応について述べる。

2 生物剤による攻撃・テロへの対応

(1) 生物剤（生物兵器）とは

　生物剤（biological agent）とは，ヒトおよび動物を殺傷したり，植物を枯らす等を

目的とした細菌やウイルス等の微生物、および細菌、真菌、動植物等が作り出す毒素のことと定義される[3]。化学毒に比して毒素が極めて高く、毒性が最も強い毒素は細菌由来のものである[4]。生物剤が理想的なテロ攻撃手段と考えられている理由として、①入手や製造が比較的容易、②発見が困難で大量死者発生が期待できる、③多様な散布方法にて遠距離から目標地域への散布が可能、④兆候出現まで数日を要しその間に犯人は逃走可能、⑤使用の脅威だけでも恐怖・パニックを惹起できるということ等があげられる[5]。

(2) 生物剤への対応

ア 検知

検知とは環境中における生物剤の存在を比較的短時間のうちに知ることをいう[6]。生物剤の散布形態には、①生物剤を噴霧器等でエアロゾルとして散布するもの、②生物剤を含んだ物体(白い粉等)を散布し、舞い上がり拡散する効果を狙うもの、③飲食物等に生物剤を添加し、これを被害者が摂取するもの等がある[7]。現場では、蛋白発色法としてニンヒドリン反応や専用の市販キットを用いて一次的スクリーニングを行う。また、ATP(アデノシン三リン酸)検知法(ATPは細菌が生育するのに必要なエネルギー物質)も細菌等を検知するのに用いられる[8]。しかし、これらのスクリーニング法は感度が比較的低く、試料中に生物剤が低濃度で含有される場合には偽陰性となったり、試料のなかには偽陽性を示す成分が多いことも注意を有する[9]等、生物剤の検知については、開発研究の途上にあると考えられる。

イ ゾーニング

通行規制区域の設定のことであり、汚染の可能性がある危険区域(または汚染区域、ホットゾーン)、除染等の作業可能区域を準危険区域(警戒または除染区域、ウォームゾーン)、清浄な地域を非危険区域(または安全区域、コールドゾーン)と定める[10]。危険区域の距離や形状等は、散布された剤の種類、散布形態、散布量および当時の気象状況等によって変化し、定まった値や基準はなく、各ゾーニング内での医療提供レベルは、各ゾーニング内の脅威や危険の特性や危険レベルによって規定され、常にめまぐるしく変化する[11]。

> **ホットゾーン(危険区域または汚染区域)**
>
> 危険が差し迫り医療行為が制限されるため、即時に患者を後送しなければならない。

> **ウォームゾーン(警戒区域または除染区域)**
>
> 直接的な危険性は少ないが、潜在的な危険区域。医療処置を拡大することは可能である。緊迫した情勢下では流動的であり、出血処置や気管挿管等の生命維持の医療行為は制限を受ける可能性がある。

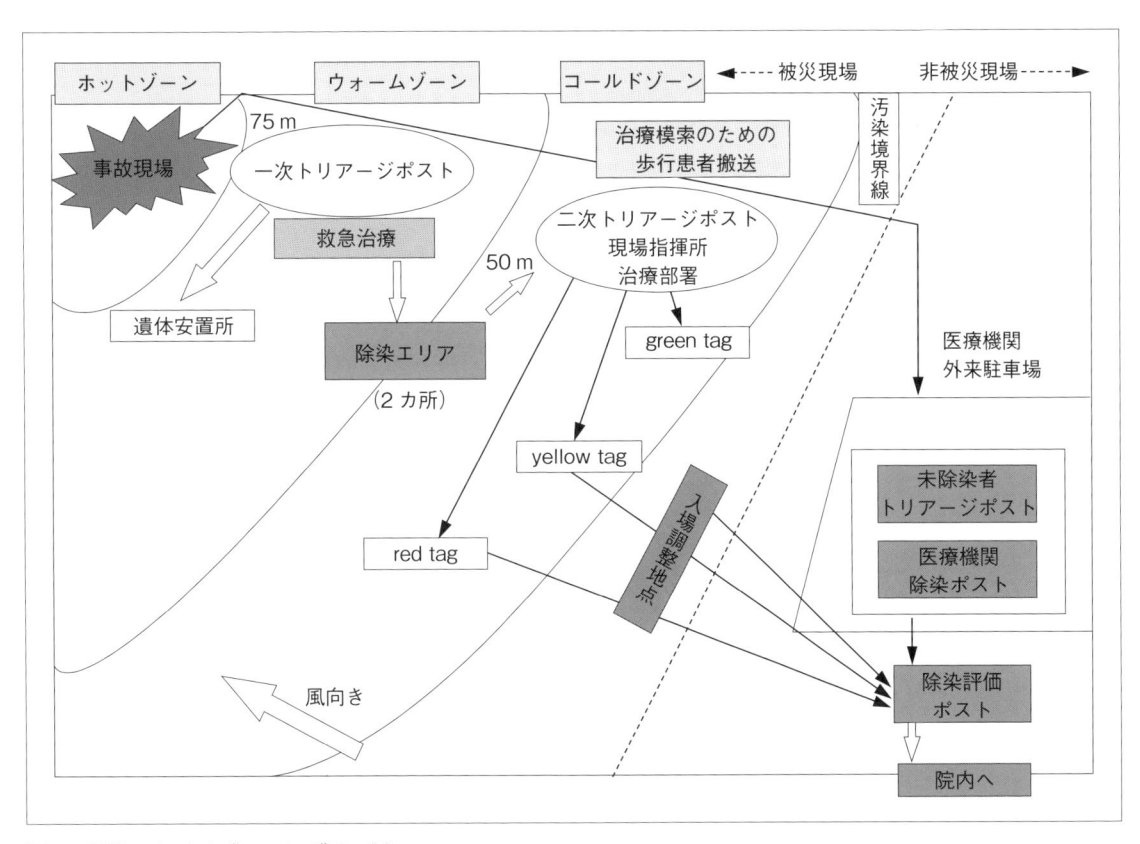

図3 現場におけるゾーニングの1例
〔中村勝美,箱崎幸也:通行規制区域の設定(ゾーニング).CBRNEテロ研究会(編):必携 NBCテロ対処ハンドブック,p105,診断と治療社,2008より転載〕

> **コールドゾーン(安全区域または非汚染区域)**

　直接の危害が及ばない地域で医療チームが展開していれば,標準的な医療レベルが実施可能である。図3に,ゾーニングの1例を示す[11]。

ウ 除染

　除染とは,被害原因となった危険物(ハザード)を除去することであり,被害拡大を防止するだけでなく患者のメンタルケアのために重要な機能である[12]。また,適切に除染が行われることにより,防護服や防護器材なしでも医療関係者が安全に患者を取り扱えるようになるため[13],除染は,努めて救護と並行して実施することが望ましい。患者の除染において考慮すべき重要な事項として,①風向きと場所選定,②場所の安全と管理,③汚水,汚染物質の収集と廃棄,④適切な担送患者の除染,⑤迅速な歩行患者の除染等があげられる[14]。

　具体的な除染方法の例として,炭疽菌エアロゾルに曝露した場合,衣服を除去するだけで表面汚染の多くは除去でき,表面に残った菌の99.99%は石鹸と水を用いたシャワー浴により除去しうる[15]。患者は恐怖感から過度にシャワーを浴びる傾向があるが,一般的に1人の除染所要時間は3～5分とされる[16]。事前に患者に対する十分な説明を行うことで,精神的な不安の軽減と洗浄後の汚染水の量も減らすことがで

きると考える。

エ　治療

　生物剤の効果的な治療のためには，正確な同定（診断）が必要である[17]が，生物剤テロの最初の兆候は患者発症のことが多く，その症状は消化器症状，呼吸器症状等多彩で潜伏期間も数時間から数週間とさまざまである[18]ため，初期の対応が遅れることもある。具体的な治療は，それぞれの生物剤によりもたらされる症状に対する治療，つまり呼吸循環管理や疼痛管理等の対症療法が主となる。

　明示的な生物剤攻撃では，曝露後に発病予防のための措置がとられ，例えば炭疽菌の攻撃を受けた場合，発病予防のため長期間（6〜8週間）にわたる抗生物質投与が行われる。剤種によっては曝露後でも発病予防のためのワクチン投与が考慮される[19]。それぞれの生物剤により，ワクチンやその投与方法はさまざまであるので，患者に対して処方内容の確認と服用方法について指導することが重要である。

（3）看護

　看護師は，自分が生物剤に曝露しないように防護マスク等の適切な物理的防護策を講じた後，医師の指示に基づき予防薬や治療薬を投与し，効果の判定及び副作用の出現に注意する。そのため，各種生物剤に曝露した場合，初期症状に気づき，経時的に推移する病状を的確に判断できる知識を持つことが必要となる。

　また，生物剤攻撃やテロは人々に急性ないし慢性の精神的影響を与えうる。予想される反応には，恐怖，不安，パニックがある。爆発物や化学剤によるテロでは災禍は一気に起こるが，生物剤によるテロは災禍が徐々に表出し，かつ持続するため，恐怖がいっそう増幅される。生物剤攻撃被災者におけるパニックの発生を最小限にとどめるためには，患者に明確な説明を行う必要がある。そのためにも，各生物剤の特性や起りうる症状等についてよく理解しておかなければならない。

3 化学剤による攻撃・テロへの対応

（1）化学剤とは

　化学兵器（Chemical Weapon：CW）とは，有毒化学剤，またはこれを充填した砲爆弾等のことであり，化学武器とも呼ばれる[20]。化学兵器として有利な化学剤の特性には，①殺傷効果や無力化効果が高い，②効果の発現が早い（逆に効果の発現が遅れることが有利になる場合もある），③被害の程度や範囲が甚大，④莫大なコストや高度の技術がなくても製造可能，⑤一般的な方法による検知，分析が困難，といったこと等が考えられる[21]。わが国においても，1995（平成7）年には，東京の地下鉄でサリン神経ガスが用いられ，多くの死傷者が発生し，われわれはその脅威を目の当たりにした。ここでは，このような脅威となる化学剤による被害に対して，どのように対処すべきかについて述べる。

(2) 化学剤への対応

ア 検知とゾーニング

　化学剤の検知(detection)とは，化学剤の存在をさまざまな原理を活用して検出することである[22]が，ほとんどの化学剤は，感じることも，見ることもできず，においもない[23]。そのため，化学剤の検出を行う器材に検知器(detector)，警報機(alarm)，検知紙(detection paper)が用いられるが，検知器・警報機は基本的には空気中に気体となって存在する化学剤を検出するものであり，検知紙は液体の化学剤を検出するものである[24]。また，化学剤に対するゾーニングは，生物剤汚染における概念に準じて行われるが，生物剤同様，危険区域の距離，形状等は散布された剤の種類，散布形態，散布量および当時の気象状況等によって変化するため，状況に合わせて臨機応変に対応することが重要である。

イ 防護

　化学剤が検知された場合，物理的防護により人体への化学剤の曝露を物理的・器械的に防止しなければならない。物理的防護は，その対象によって個々人の防護と集団の防護(部隊の防護)に区分される[25]。さらに，個人防護のための器材は2種類あり，呼吸器系を防護するための防護器材(防護マスク)と体表を防護するための防護服である。ここでは，個人防護のみを記述する。

(ア) 呼吸器防護器材(防護マスク)

　化学剤で汚染された大気環境で清浄な空気を呼吸するための資器材である。1つは化学剤を含んだ空気から化学剤のみを除去し，残りの清浄な空気を呼吸する方法である。この場合，化学剤の除去のためにフィルターとして活性炭が使用される。もう1つは空気ボンベからの清浄な空気のみを呼吸する方式であるが，この場合，活動時間はボンベ内の空気の量に制限されるため比較的短くなる[25]。

(イ) 防護服(防護衣)

　防護服は基本的には皮膚を汚染から防護するためのもので，液体および気体の化学剤が通過しない「防水」素材で，気体および液体に対して人体を物理的に隔離するものである[25]。防護衣はレベルA～Dの4段階に分けられ，レベルAは完全に密閉された化学防護服と最高度の呼吸保護機能を持つ[26]。レベルBは呼吸保護に関してはレベルAと同じ装備を必要とするが，皮膚防護はレベルA程度を必要としない。レベルCは空気中を漂う物質の濃度や種類が特定され，防護マスクの吸収缶(活性炭等のフィルター)の使用条件に適した場合に使用される。防護服の気密性はなく，汚染物質が人体に直接接触しても影響を及ぼさない場合に装着される。原因物質が化学剤と判明している場合は，最低でもレベルCの防護服を着用する。レベルDは大気中に危険物質がない場合に装着され，マスクは必要ないレベルである[26]。

ウ 除染

　除染(Decontamination)とは，問題となる部位・場所に化学剤が存在する場合に，何らかの方法で化学剤が存在しない，あるいは行動に支障がない程度にまで化学剤を減少させること[27]である。その方法には物理的除染や化学的な非活性化，生物学的

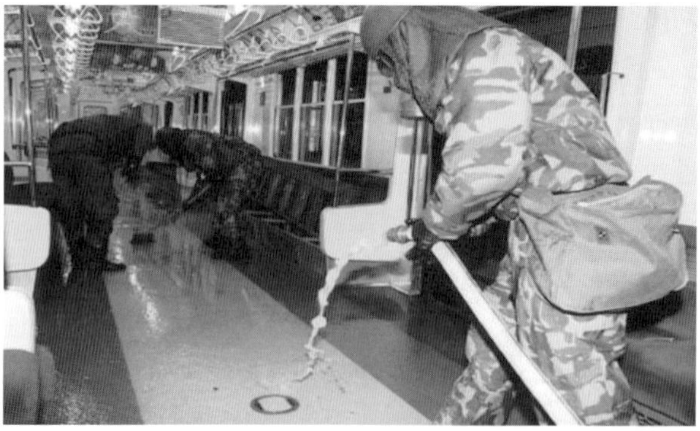

写真4 地下鉄サリン事件における除染活動
〔防衛省・自衛隊：平成14年版防衛白書 第3章第2節2 核・生物・化学兵器への対応，http://www.clearing.mod.go.jp/hakusho_data/2002/photo/frame/ap143021.htm より転載〕

な非活性化等があり，眼で見て明らかな汚染を除去するGross decontamination（応急除染もしくは，粗除染），水を使用しない除染で，脱衣，舌圧子等ヘラ様の物で化学剤を取り除くDry decontamination（乾的除染），原因物質の性状が不明な場合に脱衣のうえ，水を使って汚染を洗い流すというWet decontamination（水除染）等がある[28]。**写真4**[29]に除染活動の一例を示す。

エ　治療

化学剤の形態には気体と液体があり，それぞれが人体に接触した部位を直接的に障害（傷害）する場合と，人体に接触した部位から体内に入った化学剤が標的臓器を傷害する場合がある。前者は「化学損傷」，後者は「中毒」ととらえることもできる[30]。治療方法は，化学剤の種類により異なるが，神経剤では，除染，呼吸管理，拮抗剤投与，支持療法等があり，患者の症状や程度によって選択されるが，急性期に最も重要なのは気道確保・呼吸管理，分泌物の吸引と循環管理を含む全身管理である[31]。マスタード等のびらん剤曝露では，速やかな除染を行うとともに，化学熱傷と同様，損傷した皮膚に乾燥した清潔なガーゼを置く，重篤な眼の損傷にはアイパッチを用いる等救急処置を行う[32]。

なお，代表的な化学剤による障害の診断・治療の概要を**表4**に示す。

(3) 看護

化学剤の特徴の1つに，即効性があげられる。つまり，化学剤に曝露したと同時に，さまざまな身体症状，疼痛や呼吸抑制や麻痺症状が出現し，患者は不安や恐怖心に襲われる。そのため，速やかな除染とともに，適切な治療を提供することにより，症状を軽減し，不安を増強させないような声かけや援助が必要である。強い疼痛に対しては，モルヒネ注射を用いることがある[32]ので，呼吸抑制等の副作用の出現にも注意する。また，神経症状として麻痺の出現した患者では，転倒やベッドからの転落等の事故防止に留意する。

マスタード剤の場合，無症状の潜伏期間がある一方で，特定の解毒剤が存在しない等，患者は不安を抱きやすい。さらに，紅斑の出現等，外観上の変化も伴うため，ボディイメージの変化に対する心理的な支援も重要である。

4 核兵器及び放射線による攻撃・テロへの対応

(1) 核兵器及び放射線による攻撃・テロとは

核分裂あるいは核融合という物理現象に伴う膨大なエネルギーを利用した兵器を核兵器と呼び，不安定な元素がより安定な元素に壊変する際に放出されるエネルギー波（α線，β線，γ線）や核分裂時に放出される中性子線等の放射線を兵器として用いるものには，放射性物質散布装置，密封線源の放置や臨界装置等がある[33]。以下に核兵器の爆発による傷害や死亡を引き起こす放射線，爆風，熱傷メカニズムについて述べる。

ア 放射線

不安定な（放射活性のある）原子が分離すると，高速で移動する光子と粒子の形でエネルギーを放出する（放射線）が，このイオン化された放射線が通過することにより分子構造が変化し，人体の細胞が傷害される[34]。

また，核爆発による放射線被曝には，一次放射線被曝とフォールアウトの2つのタイプがある。前者は爆発直後の重大な被曝であり，上昇する火の玉が放射性物質を非常に速く地面から巻き上げるため，被曝は最初の1分間しか起こらない。後者のフォールアウトは，二次的な放射線被曝の形態であり，爆心地近くだけでなく，ある程度離れたところにいる人にも生命の危険を及ぼす放射性の塵芥，粒子のことを指す[35]。

イ 爆風

核爆発の周囲の空気が急速に熱せられると，爆発的に拡張する空気のかたまりを産生し，この空気のかたまりによる外への動きが音速に達し，衝撃波となり，引き続き爆風を引き起こす[36]。これらの爆風が人を吹き飛ばしたり，建物を倒すことで，外傷や死亡を引き起こすが，その影響は距離が離れると急激に減少する。

ウ 熱傷

核爆発による傷害や死亡の多くは熱傷による。これは，核反応が大きなエネルギーを放出し，放射線や爆発のエネルギーと異なり，空気中で妨げられることなく対象に届き，エネルギーは接触した表面で吸収されて熱を発生，可燃性の物体に点火する[37]ためである。第2次世界大戦で使用された広島，長崎への原子力爆弾でも，多くの住民が重度の熱傷で命を落としており，核兵器の熱による影響力は極めて重大である。

(2) 核兵器及び放射線による攻撃・テロへの対応

化学剤や生物剤による攻撃・テロと比較すると，核・放射線による攻撃やテロには

表4 化学剤の診断・治療の概要

剤種	物質名	特徴	初期症状	
神経剤	Tabun(GA) タブン Sarin(GB) サリン Soman(GD) ソマン Cyclohexyl sarin(GF) サイクロヘキシルサリン VX	縮瞳(pinpoint pupils) 多量の分泌 筋の単収縮/線維束攣縮	縮瞳(pinpoint pupils) 霧視/薄暗い視界 頭痛 嘔気,嘔吐,下痢 多量の分泌,多量の発汗 筋の単収縮/線維束攣縮 呼吸困難 痙攣	
血液剤	Cyanogen chloride 塩化シアン Hydrogen cyanide シアン化水素	赤色の皮膚の可能性 チアノーゼの可能性	錯乱状態 嘔気 窒息と似るがより急激に発症する空気を求めるあえぎ呼吸 死亡直前の痙攣発作	
窒息剤	Chlorine 塩素ガス Hydrogen chloride 塩化水素 Nitrogen oxides 酸化窒素 Phosgene ホスゲン	塩素ガスは緑黄色で刺激臭のある気体 ホスゲンは刈ったばかりの干し草または牧草のにおい	目と皮膚の刺激症状 気道刺激症状 呼吸困難・咳 咽頭痛 胸が締め付けられる感覚	
びらん剤	Mustard/Sulfur Mustard(HD,H) マスタード/サルファマスタード Mustard gas(H) マスタードガス Nitrogen mustard(HN-1,HN-2,HN-3) ナイトロジェンマスタード Lewsite(L) ルイサイト Phosgene oxime(CX) ホスゲンオキシム	マスタードは焼けるようなニンニクまたは西洋ワサビのにおい ルイサイトは突き刺すようなゼラニウムのにおい ホスゲンオキシムはコショウ様または刺激性のにおい	強い刺激症状 皮膚の発赤と水疱形成 流涙,結膜炎,角膜損傷 軽度の呼吸障害から著明な気道損傷 死亡の可能性	
無能力化剤	3-quinuclidiny benzilate(BZ)	異常行動を伴った中毒患者の多発 現実感のあるはっきりした幻覚の共有,脱衣,錯乱状態 高体温 散瞳(瞳孔径の拡大)	口渇と皮膚の乾燥 初期の頻脈 意識状態の変容,妄想,病識の欠如,攻撃性 高体温 失調(協働運動の障害) 幻覚 散瞳瞳孔径の拡大	
暴徒制圧剤	o-Chlorobenzylidene Malononitrile(CS) 1-Chloroacetophenone(CN) Diphenykaminearsine(DM) アダムサイト	CS・CN:曝露直後から皮膚粘膜の刺激症状,疼痛が出現 DM:低濃度ではCS・CNと同様の皮膚粘膜刺激症状 高濃度で嘔気,嘔吐が出現	曝露部位の灼熱感,疼痛,ヒリヒリ感,発赤 眼痛,流涙,結膜充血,眼瞼痙攣,羞明 鼻腔の灼熱感,くしゃみ,咳 呼吸時の不快感 嘔気,嘔吐(DM)	

〔防衛医学編纂委員会(編):防衛医学.防衛医学振興会.p682, 2007.表17, 18より転載〕

様々な特徴があるが,その1つにレベルAの防護服を着衣していたとしても,γ線や中性子線は防護衣を貫通し被曝を起こすということがある[38]。これらの特性を踏まえ,核兵器および放射線による攻撃・テロへの対応について,検知,ゾーニング,防護,除染,治療の項目で述べる。

除染	初期治療	備考
直ちに着衣を除去 皮膚を石鹸水，除染剤で穏やかに洗浄 皮膚に擦過傷を生じてはならない 眼は大量の水または生理食塩水で洗浄	他の治療よりatropineの投与を優先 pralidoxime (2-PAM) chlorideを投与	液滴が皮膚についた場合は症状の発現が遅れることがある 解毒剤の再投与が必要となることがある
直ちに着衣を除去 皮膚を石鹸水，除染剤で穏やかに洗浄 皮膚に擦過傷を生じてはならない 眼は大量の水または生理食塩水で洗浄	速やかに酸素を投与 シアン化物に対して解毒剤を投与（sodium nitrateを投与した後sodium thiosulfateを投与）	塩化シアンは遅発性の肺水腫を引き起こすことがある
直ちに着衣を除去 皮膚を石鹸水，除染剤で穏やかに洗浄 皮膚に擦過傷を生じてはならない 眼は大量の水または生理食塩水で洗浄	新鮮な空気，強制的安静 起坐呼吸 呼吸窮迫の兆候がある場合には酸素 投与が必要 Positive airway pressureも考慮 必要であればその他の支持療法	無症候期間の後で肺水腫を来すことがある この無症候期間の長さは吸入した量により変化する
損傷を最小にするためには速やかな除染が最も重要 直ちに着衣を除去 皮膚を石鹸水，除染剤で穏やかに洗浄 皮膚に擦過傷を生じてはならない 眼は大量の水または生理食塩水で洗浄	直ちに皮膚を除染 眼を水または生理食塩水で10～15分間洗浄する 呼吸困難がある場合には酸素を投与 支持療法	マスタードの場合は無症状の潜伏期間が存在 マスタードには特異的な解毒剤や治療はない ルイサイトでは曝露後直ちに疼痛が生じ，その後水疱が生じる British Anti-Lewisite (BAL) はルイサイトの全身症状を軽減する可能性がある ホスゲンオキシムは曝露直後に疼痛を生じる びらん剤では肺水腫を来す可能性がある
直ちに着衣を除去 皮膚を石鹸水，除染剤で穏やかに洗浄 皮膚に擦過傷を生じてはならない	重い着衣を除去 精神状態を評価 必要であれば拘束する 注意して深部体温をモニタリング 支持療法	高体温と自傷行為が最も大きなリスクとなる においも刺激性もない物質であるため，検知が困難である 重篤な不整脈を起こしうる 特異的な解毒剤（physostigmine）が存在する
直ちに着衣を除去 皮膚を石鹸水で穏やかに洗浄 眼は多量の水または生理食塩水で洗浄 6%重炭酸ナトリウム，3%炭酸ナトリウム 水溶液が除染剤として適する	通常使用される濃度であれば特殊な治療を必要とせずに15～30分で症状は軽減する	除染に次亜塩素塩水溶液は使用しない 皮膚の発赤にはステロイド外用薬 DMでは症状は数時間遷延する

ア 検知

1kt以上の規模の核兵器攻撃やテロは，その圧倒的な破壊力（衝撃波や熱線や火球の存在）があるため，容易に事象を認識できるが，放射線攻撃やテロは，検知体制をとらないと判定は困難である[39]。このため，使用が発覚した場合，住民の放射線に

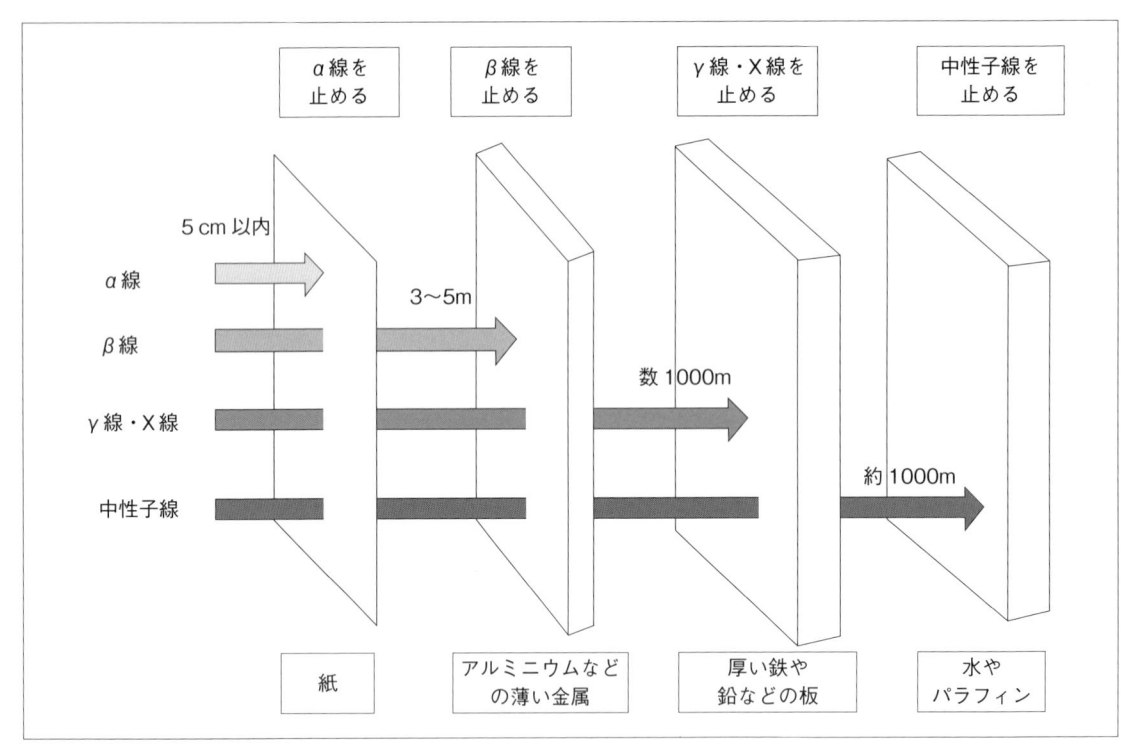

図4　放射線の種類と透過力
〔鈴木　元(監)：図説 基礎からわかる被曝医療ガイド．p15, 日経メディカル開発, 2011. 図2より一部改変〕

対する恐怖感や不安感は計り知れず，パニックを起こしかねない。

具体的な放射線の検知方法には，気体の電離作用，放射線による蛍光作用，写真感光作用，化学作用，核反応等の原理を活用した方法がある[40]。

イ　ゾーニング

核兵器および放射線攻撃・テロにおけるゾーニングの考え方は，生物剤や化学剤による攻撃やテロの際のものと基本的には同様であり，安全境界域や危険境界域を設定する。初動対処では，フォールアウトの降下が終息し始めた時期から活動を開始するが，この際，大気中に残存するフォールアウトおよび地表に降下したフォールアウトの再浮遊にそなえ，レベルC以上の防護服を着用して活動する[41]ため，特に夏場等における活動では，体力の消耗が著しく，脱水等にも留意しなければならない。

ウ　防護

放射線の線量率(強度)は，線源からの距離の二乗に反比例して減衰し，逆に線源に近づくにつれ，二次関数的に線量率が上がる[39]。また，β線の透過力は弱いため皮膚で吸収されるが，γ線や中性子線は透過力が強い(図4)[42]ため，使用された線種にあわせた防護が重要である。さらに，「線源から距離をとる」「放射線を遮蔽する」「放射線にさらされる時間を短くする」という放射線防護の3原則を組み合わせる[43]ことでさらに厳密な防護を行うことができる。放射線は五感でとらえることができないの

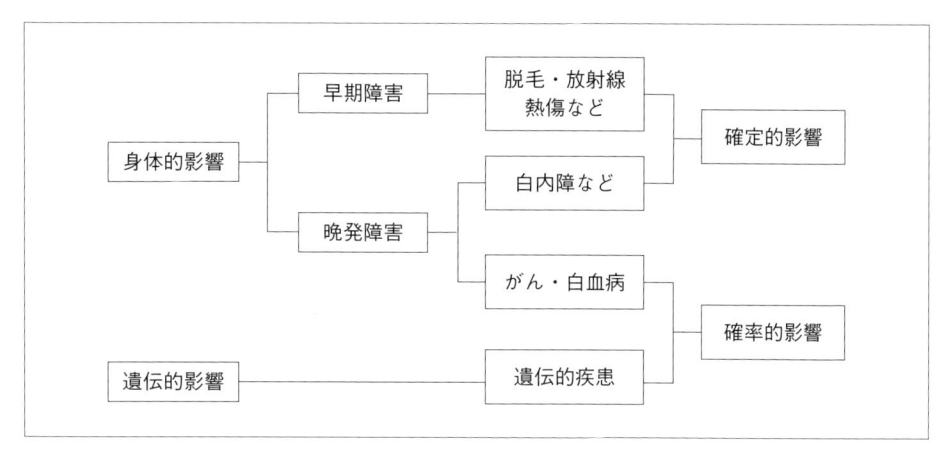

図5 放射線の人体影響
〔鈴木　元:放射線の生物影響. CBRNEテロ対処研究会(編):必携 NBCテロ対処ハンドブック. p235, 診断と治療社, 2008. 図Ⅱ-10を一部改変して転載〕

で，活動時には個人線量計を身につけ，時間や距離，遮蔽物の有無を意識しながら活動し，不必要な被曝を避けることが重要である。

エ　除染

患者の除染は，さらなる医療従事者自身の放射線曝露や患者のさらなる曝露を予防するため，ゾーニングで安全区域と判断された場所で行う。患者を除染場に運んだら，衣服を脱がせてバッグに入れ，あとで洗濯するか破棄するだけで外部の汚染の90～95％が除去できる。それから石鹸と水で顔や手等の曝露した場所をやさしく洗うか，水が少なければきれいに拭き取るとよい[44]。除染終了後は，体表面の放射線量を測定し，残留放射線がないことを確認し，除染の評価を行う。

また，除染場所を設置する上で好ましい条件には，①患者の流れが汚染度の高い地域から低い地域へ向かう一方通行になっている，②①の条件を満たすために2か所以上の入り口があり，スタッフ専用の出入り口がある，③患者を待機させサーベイランスを行う場所がある等がある[45]。速やかで確実な除染は，早期治療を可能にし，治療にあたる医療従事者の被曝を最小限に留めることができる。

オ　治療

放射線の人体への影響は，**図5**[46]に示したように，被曝した本人に障害が現れる身体的影響と被曝した人の子孫に現れる遺伝的影響があり，さらに発症の時期により，被曝後数週間以内に現れる「早期障害」と数か月～数年，あるいは十数年後に現れる「晩発障害」に分類される[47]。放射線による細胞死からもたらされる組織や臓器の障害に対する治療はほとんどが対症療法となる。確率的影響であるがん，白血病，遺伝性疾患は，必ず起こるものではないが，患者の中には，その発生のリスクにおびえるものも少なくはない。甲状腺の発がんを抑制するための安定ヨウ素剤は，甲状腺に取り込まれる放射性ヨウ素が，被曝後2時間で約20％，12時間で70％であるため，甲状腺への取り込みを抑えるには，被曝後6時間以内，遅くとも12時間以内に投与す

ることが望ましい[48]。

(3)看護

　細胞死を起こさないような低線量であっても，幹細胞や生殖細胞に突然変異を起こし，がんや遺伝病のリスクを増加させる[49]ため，患者は発がんの可能性におびえ，精神的不安を抱き続けることとなる。看護師は，患者の放射線汚染の程度を正しく把握するとともに，不安を傾聴しつつ，精神的ストレスの軽減を図ることが重要である。さらに，安定ヨウ素剤の予防投与を行う場合には，正しい服用方法と起こりうる副作用について十分に説明する。また，看護師自らも目に見えない放射線に曝露することのないように，前述した放射線防護の三原則を遵守しながら看護に従事することも自らの安全を守るという点において重要である。

　東日本大震災によってもたらされた原子力発電所の事故によって，被災地の住民だけでなく，多くの国民が放射能の脅威におびえるとともに，いまだ，風評被害に苦しむ人々も多い。国民の関心が高まっているいまこそ，われわれが正しい知識を持ち，いつでも冷静に対応できる準備を整えておくことが重要である。

◉ 文献

1) 桂　幸一，倉田　毅：NBC関連医学総論．防衛医学編纂委員会（編）：防衛医学．pp651-655，防衛医学振興会，2007
2) 前掲書1），p651
3) 加來浩器，岡部信彦：生物剤．CBRNEテロ対処研究会（編）：必携NBCテロ対処ハンドブック．pp33-44，診断と治療社，2008
4) 作田英成：生物剤攻撃・テロへの対応．防衛医学編纂委員会（編）：防衛医学．pp656-661，防衛医学振興会，2007
5) 前掲書3），p33
6) 前掲書4），p657
7) 中村勝美，箱崎幸也，瀬戸康雄：簡易検知，分析．CBRNEテロ対処研究会（編）：必携NBCテロ対処ハンドブック．pp98-103，診断と治療社，2008
8) 前掲書7），p99
9) 前掲書7），p100
10) 中村勝美，箱崎幸也：通行規制区域の設定（ゾーニング）．CBRNEテロ対処研究会（編）：必携NBCテロ対処ハンドブック．pp104-106，診断と治療社，2008
11) 前掲書10），p105
12) 中村勝美，箱崎幸也，奥村　徹：除染．CBRNEテロ対処研究会（編）：必携NBCテロ対処ハンドブック．pp109-117，診断と治療社，2008
13) 前掲書4），p660
14) De Lorenzo RA, Porter RS（著），徳野慎一，他（訳）：大量破壊兵器事案における救急処置．p127，じほう，2004
15) 前掲書4），p660
16) 前掲書12），p112
17) 前掲書14），p80
18) 箱崎幸也，作田英成：生物剤の医療対処．CBRNEテロ対処研究会（編）：必携NBCテロ対処ハンドブック．pp177-178，診断と治療社，2008
19) 前掲書4），p660
20) 岩崎　誠：化学剤とは，化学攻撃概説．防衛医学編纂委員会（編）：防衛医学．pp673-676，

防衛医学振興会，2008
21) 山本　都：化学剤．CBRNEテロ対処研究会（編）：必携NBCテロ対処ハンドブック．pp11-32，診断と治療社，2008
22) 穴田敬雪：検知・物理的防護・除染．防衛医学編纂委員会（編）：防衛医学．pp676-699，防衛医学振興会，2007
23) 前掲書14），p131
24) 前掲書22），p676
25) 前掲書22），p677
26) 前掲書14），p122
27) 前掲書22），p678
28) 前掲書12），p110
29) 防衛省・自衛隊：平成14年版防衛白書 第3章第2節2 核・生物・化学兵器への対応．http://www.clearing.mod.go.jp/hakusho_data/2002/photo/frame/ap143021.htm（最終アクセス日：2013年11月11日）
30) 前掲書22），p681
31) 箱崎幸也：神経剤（タブン<GA>，サリン<GB>，ソマン<GD>，VX．CBRNEテロ対処研究会（編）：必携NBCテロ対処ハンドブック．pp137-157，診断と治療社，2008
32) 前掲書14），p67
33) 鈴木　元：放射線・核兵器の概要．CBRNEテロ対処研究会（編）：必携NBCテロ対処ハンドブック．pp44-54，診断と治療社，2008
34) 前掲書14），p99
35) 前掲書14），p101
36) 前掲書14），p102
37) 前掲書14），p103
38) 鈴木　元：総論．CBRNEテロ対処研究会（編）：必携NBCテロ対処ハンドブック．pp118-121，診断と治療社，2008
39) 前掲書38），p119
40) 中村勝美：放射線の測定．CBRNEテロ対処研究会（編）：必携NBCテロ対処ハンドブック．pp121-126，診断と治療社，2008
41) 鈴木　元：ゾーニング．CBRNEテロ対処研究会（編）：必携NBCテロ対処ハンドブック．pp126-128，診断と治療社，2008
42) 鈴木　元（監）：図説 基礎からわかる被曝医療ガイド．p15，日経メディカル開発，2011
43) 山本哲生：線量限度・防護．防衛医学編纂委員会（編）：防衛医学．pp700-711，防衛医学振興会，2007
44) 前掲書14），p130
45) 前掲書42），p703
46) 鈴木　元：放射線の生物影響．CBRNEテロ対処研究会（編）：必携NBCテロ対処ハンドブック．pp234-241，診断と治療社，2008
47) 前掲書42），p21
48) 前掲書45），p38
49) 前掲書46），pp234-241

第4章

健康管理

本章では，自衛隊における健康管理について概説する。自衛隊における健康管理の意義を理解し，衛生職種の幹部自衛官に期待される役割を検討する。

第1節 自衛隊における健康管理

1 健康管理の意義

　健康管理は，働く人々の生活全般に関わる対人保健活動を通じて，対象者の自主的な健康保持増進への支援をするとともに，健康と作業環境や作業との関連を見いだし，健康障害を未然に防ぎ，さらに快適な状態で作業ができるようにする活動である[1]。

　また，健康管理は，生活全般にわたる健康支援活動を通じて，健康の保持・増進を図ることをねらいとしている[2]。さらに，健康管理は疾病管理をも包含し[3]，健康現象全般にわたる。

　2009（平成21）年，自衛隊病院等在り方検討委員会は「自衛隊における衛生の意義は，自衛隊の任務遂行のため，戦闘，特殊武器等により発生した傷病者を治療・後送するとともに，平素における隊員の健康を良好に維持して，人的戦闘力を維持・増進することにある」[4]と報告している。これは，健康管理が自衛隊衛生にとって，重要な役割の1つであることを示す。衛生科部隊等は，衛生業務に包含される健康管理に関わる技術援助を担当する。隊員個人の健康水準を最適に保つために，衛生科部隊等は，健康管理業務の実施にあたり，部隊等の指揮官と有機的に連携する必要がある。

　すなわち，自衛隊における健康管理とは，自衛隊員の健康状態を良好に維持し，平時・作戦準備間・作戦時における部隊の人的戦闘力の維持・増進を図ることを目的とした健康診断，要医療・要観察者への支援，健康増進のための一連の活動である。その実施にあたっては，部隊等の指揮官との連携が不可欠である。

2 健康管理の責任

　健康管理は，その主体，対象といった要因によって異なる性格をもつ[3]。自衛隊においては，健康管理の主体は自衛隊であり，対象は自衛隊員である。また，健康管理は，実践される場という要因によって異なる性格をもつ[3]。自衛隊における健康管理の実践の場は，平時にとどまらない。部隊における健康管理は，組織的・包括的に行

表1　陸上自衛隊における健康管理の責任

個人 　自衛官は，衛生に対する関心を深め，健康を自ら保持増進することに努めるとともに，公衆衛生活動に協力し，傷病を予防することに努めなければならない。 　　　　　　　　　　　　　　　　　　　　　　　　　　　　　　　　　　　　（陸上自衛隊服務細則 第158条） **指揮官等** ○**部隊長** 　部隊長は，自衛官の健康の増進及び体力の向上を図るため教育訓練その他の隊務の計画及び実施にあたっては，常に健康管理に留意するとともに，営内生活における健康管理に関する計画を樹立し，その実施を指導監督しなければならない。 　　　　　　　　　　　　　　　　　　　　　　　　　　　　　　　　　　　　（陸上自衛隊服務規則 第71条） ○**中隊長等** 　中隊長等は常に部下の健康状態を把握し，健康管理施策を適切かつ具体的に実施しこれを監督しなければならない。 　　　　　　　　　　　　　　　　　　　　　　　　　　　　　　　　　　　　（陸上自衛隊服務細則 第156条） ○**営内班長** 　班員に対し，個人衛生等の指導義務がある。 　　　　　　　　　　　　　　　　　　　　　　　　　　　　　　　　　　　　（陸上自衛隊服務細則 第14条）

〔防衛省・自衛隊：陸上自衛隊服務細則(陸上自衛隊達第24-5号)　最終改正：平成24年3月30日
http://www.clearing.mod.go.jp/kunrei_data/f_fd/1960/fy19600430_00024_005.pdf〕
〔防衛省・自衛隊：陸上自衛隊服務規則(陸上自衛隊訓令第38号)　最終改正：平成25年3月28日
http://www.clearing.mod.go.jp/kunrei_data/a_fd/1959/ax19590912_00038_000.pdf〕

表2　防衛省における健康管理者

・ 事務次官及び内部部局にあっては，官房長 ・ 施設等機関にあっては，施設等機関の長 ・ 統合幕僚監部，陸上幕僚監部，海上幕僚監部及び航空幕僚監部にあっては，それぞれ統合幕僚長，陸上幕僚長，海上幕僚長及び航空幕僚長 ・ 統合幕僚学校にあっては，校長 ・ 陸上自衛隊，海上自衛隊及び航空自衛隊の部隊及び機関にあっては，部隊等の長 ・ 情報本部，技術研究本部，装備施設本部及び防衛監察本部にあっては，それぞれ情報本部長，技術研究本部長，装備施設本部長及び防衛監察監 ・ 地方防衛局にあっては，地方防衛局長

〔防衛省職員の健康管理に関する訓令(防衛庁訓令第31号)　最終改正：平成25年3月29日
http://www.clearing.mod.go.jp/kunrei_data/a_fd/1954/ax19541215_00031_000.pdf〕

われる[5]。健康管理の責任は個人及び指揮官にある（**表1**）[6,7]。

　防衛省において健康管理を行うもの（以下，「健康管理者」という）は，「防衛省職員の健康管理に関する訓令」第2条に示されている（**表2**）[8]。

　指揮官には，健康管理に関する権限が委ねられており，その理解とリーダーシップの発揮なしに部隊の健康管理は成し得ない。

　2012（平成24）年，国連南スーダン共和国ミッション（United Nations Mission in the Republic of South Sudan：UNMISS）における**派遣施設隊1次要員衛生班**の任務は衛生基盤の確立であり，その具体的な任務の1つに，派遣隊員の健康管理があっ

　UNMISS派遣施設隊1次要員衛生班：2012（平成24）年，国連南スーダン共和国ミッション（UNMISS）に派遣された施設隊1次要員の健康管理を任務とした衛生班を指す。

た[9]。現地におけるマラリア予防は重要である。そのため，部隊は，派遣前の隊員に対し，その予防施策について教育を実施した。また，予防投薬が確実に実施できるよう朝礼時に全員で内服する機会を設けた。さらに，ベクターコントロールとして，蚊帳の使用，長袖の着用を推進した。以上は，健康管理の責任者としての指揮官の計画に基づく予防策である。

一方，定められた機会に予防薬を内服したり，蚊帳の使用や長袖の着用，防虫剤の使用を確実に行ったりすることは隊員個々の責任に基づく予防策である。

自衛隊員は，訓練中に強大な音響に曝露される機会がある。一定レベルの騒音に長時間曝露され，騒音性難聴を来す可能性も高い。急性音響外傷52例を調査した報告によれば，多くの患者は，140～150 dBの騒音に曝露されていた。射撃訓練時の音圧は，140 dBの騒音レベルにあたるため，自衛隊員の射撃訓練時の聴力保護具の装着は重要である[10]。

1954(昭和29)年の自衛隊創設当時，隊員は射撃訓練の際，ちり紙や脱脂綿を個人調達し，耳栓として使っていたという。ちり紙や脱脂綿を用いた遮音効果は約10～15 dB程度である[11]。その後，安全管理上の指導により，プラスチック製やスポンジ状の耳栓を使用するようになった。先行研究[12]は，射撃訓練に参加した隊員17名のうち耳栓を使用していた者が12名，綿栓を使用していた者が5名であったことを明らかにした。射撃訓練後聴力低下を認めた隊員は4名であり，そのうちの2名は綿栓を使用していた。

近年は，射撃に用いる火器の威力を検討し，ヘッドホン状の遮音器具を用い耳介全体を覆うといった，適切な遮音効果をふまえた訓練が行われている。適切な耳栓を選択して使用し，騒音性難聴の発症を防ぐことは，個人の責任である。しかし，射撃訓練時の騒音が健康被害を及ぼすことを教育し，個々人が適切な選択をするよう促すことは，指揮官の責任である。

3 健康管理の指標

個人の健康状態を表す指標[13]には，疾病のないことのほか，体力テスト，知能テスト等がある。また，国レベルの指標には，平均余命，死因別死亡率等が使用される。健康管理の成果を評価するためには，集団に応じた指標の使用が必要である[13]。

個人の健康状態を示す指標の活用方法について，陸上自衛隊の例を元に説明する。陸上自衛隊における衛生に関する統計は，「患者統計」「病院統計」「感染症等統計」「死亡統計」「身体検査統計」「健康診断統計」「医療費統計」「補給統計」を衛生統計として活用している[14]。その中でも陸上自衛隊は，「患者統計」を健康管理の指標に活用している。陸上自衛隊患者統計は「陸上自衛隊における患者の実態及び医療の状況を明確に把握し，かつ患者に対する統計の体系を整備して健康管理の企画及び運営に必要な基礎資料を得て，衛生業務の向上増進に寄与すること」を目的としている[15]。

患者統計には，罹患率(年度別，月別)，就業患者率，無効率，患者率，有病率，健

康診断受検率等がある。これらの資料は，部隊ごとに記録する「部隊患者名簿」を元に駐屯地医務室等の作成する「患者統計調査票」及び「環境衛生調査表」「診療委託支払済額調査表」「健康診断等実施状況の諸報告資料」を基礎として作成する。これらの基礎資料の分析・検討は，駐屯地における患者・医療状況の特性・傾向及び問題点の把握につながる。分析・検討の結果は，陸上自衛隊の衛生施策に反映されるとともに，駐屯地に所在する部隊と個々人に対する健康管理の計画立案・実施に活用する。

また，個々人の入隊から退職までの健康管理に関する記録は「身体歴」に綴られる。これは退職後5年間，人事記録の保管権者により保管される。「身体歴」には，定期・臨時・特別健康診断表，歯科検診表，肺がん・循環器・胃がん・肝臓・大腸がん検診表，身体検査表，体重・血圧記録表，胸部X線間接フィルム，血液型検査結果等が綴り込まれる。

さらに，自衛隊においても，個人の健康に関する記録を医療機関や所属機関だけで管理するのではなく，個人が保管し，健康管理に役立てる試み[16]が進展しており，30歳以上の隊員やその他，医官(師)が必要と認めた隊員に「健康手帳」が交付されている。この手帳の活用が，隊員個々の健康面の経年的な変化を認識する機会となり，個々人のさらなる健康管理の維持増進につなげられるよう，衛生職種の幹部自衛官として個々人に働きかけるのも役割の1つである。

● 文献

1) 見藤隆子，小玉香津子，菱沼典子(編)：看護学事典．p190,「健康管理」の項，日本看護協会出版会，2003
2) 河野啓子：公衆衛生看護学大系 第3版．産業保健指導論．p22, 日本看護協会出版会，2002
3) 永井良三，田村やよひ(監)：看護学大辞典 第6版．p642,「健康管理」の項，メヂカルフレンド社，2013
4) 防衛省・自衛隊：自衛隊病院等在り方検討委員会報告書．p1, 2009
   http://www.mod.go.jp/j/approach/agenda/meeting/board/arikata-byouin/pdf/honbun.pdf
   (最終アクセス日：2013年11月11日)
5) 防衛医学編纂委員会(編)：防衛医学．p480, 防衛医学振興会，2007
6) 防衛省・自衛隊：陸上自衛隊服務細則(陸上自衛隊達第24-5号) 最終改正：平成24年3月30日 http://www.clearing.mod.go.jp/kunrei_data/f_fd/1960/fy19600430_00024_005.pdf(最終アクセス日：2013年11月11日)
7) 防衛省・自衛隊：陸上自衛隊服務規則(陸上自衛隊訓令第38号) 最終改正：平成25年3月28日 http://www.clearing.mod.go.jp/kunrei_data/a_fd/1959/ax19590912_00038_000.pdf (最終アクセス日：2013年11月11日)
8) 防衛省・自衛隊：防衛省職員の健康管理に関する訓令(防衛庁訓令第31号) 最終改正：平成25年3月29日 http://www.clearing.mod.go.jp/kunrei_data/a_fd/1954/ax19541215_00031_000.pdf(最終アクセス日：2013年11月11日)
9) 野口宣人，高橋亮太，中岸義典，他：国連南スーダン共和国ミッションにおける看護活動概要．防衛衛生 60：53-60, 2013
10) 前掲書5), p567
11) 前掲書5), p568
12) 井戸田望，堀江正和，他：自衛隊の射撃訓練における衝撃音の評価と騒音性難聴の予防．防衛衛生 50：65-73, 2003
13) 前掲書3), p643,「健康指標」の項

14) 陸上幕僚監部：衛生統計年報.「凡例」の項, 2010
15) 防衛省・自衛隊：陸上自衛隊予防接種等実施規則(陸上自衛隊達第92-6号) 最終改正：平成23年8月3日 http://www.clearing.mod.go.jp/kunrei_data/f_fd/1995/fy19950529_00092_006.pdf(最終アクセス日：2013年11月11日)
16) 前掲書3), p642.「健康管理手帳」の項

第2節 健康増進・疾病予防

　一般に健康管理は，地域，学校，職域等で行われ，その対象は，胎児期(母性)，小児期，思春期，成人期，高齢期といったライフステージに区分することができる[1]。自衛隊の駐屯地や基地は，職場だけでなく居住の場や教育の場も兼ねている。また，訓練は野外で行われ，国際貢献活動は国外で行われる。このように自衛隊の健康管理は，様々な環境で実践されるため，それぞれの場の特性を理解しておく必要がある。

　さらに，対象となる隊員は，15～60歳と広範囲にわたる。妊娠期・出産期の母親，父親の立場にある隊員も存在する。成人期の段階にあるものがほとんどであり，成人保健が中心となるものの，女性隊員も存在するため，母子保健も重要であることを忘れてはならない。そのため，自衛隊における健康管理は，実践される場や時期，対象者のライフステージを考慮する必要がある。

　また，隊員への健康管理を実践する時期は，平時から作戦準備間，作戦時にわたる。衛生職種の幹部自衛官は，隊員個々が，平時から健康の増進，疾病の発生を予防できるように適切な健康管理の技術援助に関わる必要がある。

1 原則と考え方

　WHOは，「健康増進とは人々が自らの健康を管理し改善できるようにするためのプロセスである」と定義している。健康増進については，特定の疾病予防ではなく，病気になる前の一般的な疾病予防とするとらえ方や，半病人，半健康人，健康人のすべてについて健康度を上げる方向に努力させる実践行動とする考え方等いくつかの考え方が示されている。狭義の健康増進は健康度の向上が目的であり，広義の健康増進は疾病予防まで含めたものである[2]。

　作田は，健康促進と疾病予防の考え方を図1のように示している[3]。図は健康促進の表記ではあるが，左側が狭義の健康増進，右側が広義の健康増進と同様に考えることができる。自衛隊においては，即応性の見地から，慢性疾病の予防を含めた広義の健康促進(健康増進)の概念が平時における隊員の健康管理の主体をなしている[3]。

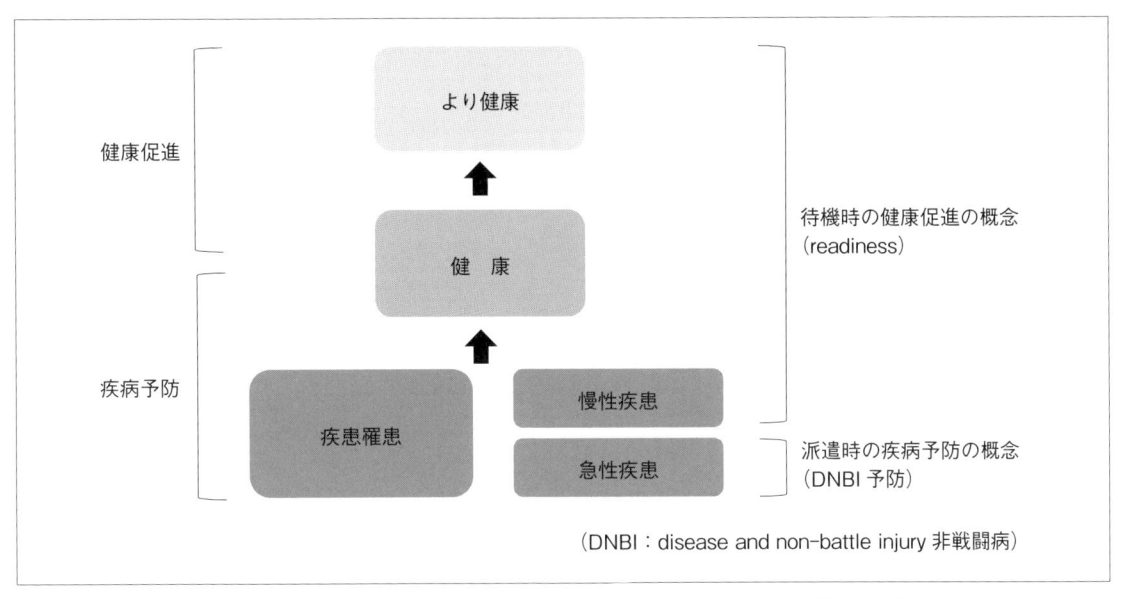

図1　健康促進と疾病予防の考え方　〔防衛医学編纂委員会（編）：防衛医学．p475，防衛医学振興会，2007より転載〕

2 計画・実施・評価

　　健康管理の過程は，前述した健康管理の指標を活用し，問題の発見と分析に始まり，計画（Plan）の立案，計画の実施（Do），その結果の評価（See）からなる。評価を適切に行うためには，計画の段階から評価方法を決定しておく必要がある。また，実施や評価の段階におけるフィードバックが重要である。

　　近年，W・エドワーズ・デミング博士（Dr. William Edwards Deming）により提唱されたマネージメントサイクルの計画（Plan），実行（Do），評価（Check），改善（Act）からなるPDCAサイクルの考え方が普及している。

　　計画の実施については，健康に関する"6W1H1B"（表3）を明確にし，各項目について適宜評価する必要がある[4]。自衛隊においては，設定目標にこれから述べる健康診断，衛生教育，体力衛生，精神衛生，環境衛生，予防接種等等を含め，隊員の健康の維持・増進，疾病予防を目的に年間の健康管理計画を立案する。続いて，健康診断，衛生教育等の項目ごとに，さらに詳細な計画を立案していく。

　　健康管理の計画・実施・評価の一連の実施には，一般に医師，歯科医師，薬剤師，看護師，保健師，栄養士，臨床心理士等の多職種による連携が行われる。自衛隊においては，衛生科の専門職種のみならず，健康管理者である指揮官や健康係幹部・陸曹，必要に応じて服務を指導する幹部等，立場や役割によって関係する人々との連携も必要になる。前述したように健康管理の責任は個人及び指揮官にあり，衛生科職種にも技術支援の責任があることから，様々な人々が健康管理の一連の実施に深く関与することとなる。

表3　6W1H1B

What	どのような問題を解決したいのか	設定目標
Why	どのような目的で行うのか	設定目的
Who	誰が実施するのか	実施体制
Whom	対象は誰なのか	設定対象
When	いつから，いつまで実施するのか	実施時期
Where	どこで実施するのか	実施場所
How	どんな方法を用いて実施するのか	実施手段
Budget	予算はいくらか	費用対効果

〔木村康一，熊澤幸子，近藤陽一：学生のための健康管理学 改訂2版．p101，南山堂，2012より転載〕

3 健康診断

(1) 根拠

　　自衛隊における健康診断は，隊員の心身の健康を維持するとともに，特殊環境において活動する隊員の安全を確保する観点から極めて重要である。健康診断の種類は，定期健康診断，臨時健康診断，特別健康診断の3種類である。

　　自衛隊における健康診断実施の根拠は，公務員全体に係る法律である「人事規則10-4(職員の保健及び安全保持)」にあり，定期健康診断を全職員に行うこと，必要時には臨時の健康診断を行うこと，特定の業務に従事するものに対して特別健康診断を行うことが規定されている[5]。この法律を受けて防衛省は「防衛省職員の健康管理に関する訓令」を定め，さらに，健康管理者の指定，定期健康診断の項目・方法，臨時健康診断の対象・項目・方法，特別健康診断の実施，健診後の指示区分等を規定している[6]。

　　「防衛省職員の健康管理に関する訓令」を受けて，陸上自衛隊は「陸上自衛隊健康診断および体力検査実施規則」，海上自衛隊は「海上自衛隊における健康診断の実施基準に関する達」，航空自衛隊は「航空自衛隊における健康診断及び体力検査に関する達」を定めている。これらの規則は，定期健康診断の検診項目，臨時健康診断の検診項目及び適格者判定要領，特別健康診断の実施基準等を規定している[6-9]。

(2) 目的

　　健康診断は，隊員の疾病予防及び健康増進を図ることを目的に実施される[7]。その責任は，部隊等の長と中隊長等にある。また，業務隊衛生科は健康診断業務の支援責任をもつ[7]。

　　健康診断は，健康管理を実施するための1つの手段である。健康診断の結果は，隊員の健康状態を把握し現在の健康を維持する，あるいは発見された疾病に対して早期の対策をとるための動機づけとして活用すべきものである[10]。そのため専門的な知

識をもつ衛生職種の幹部自衛官の技術支援は重要である。

　一般に健康診断は，1回だけの単独行為としては有病状態の把握しかできない。しかし，定期検診を受け，病気の有無を明確に記録することにより，正確な年間罹患率を把握することができる。この疾病に罹患した人の過去を詳細にさかのぼることにより，リスクファクターの検討を行うことができる[11]。

(3) 健康診断の種類

ア　定期健康診断

　定期の健康診断は，毎年1回以上行われる。項目には，一般検診，身体計測，結核検診，肺がん検診，歯科検診，性病検診，循環器検診，胃がん検診，肝臓検診，大腸がん検診，子宮がん検診，乳がん検診がある[6]。

　自衛隊員全員が定期健康診断の対象となる。駐屯地・基地により，実施時期が異なるため，個々人は，健康管理の意識をもち，受検歴を把握する必要がある。また，指揮官等は，異動者や入校者がもれなく受検しているかどうか確認する。さらに，医務室等は，身体歴を確認して，未受検者を掌握するとともに，受検できる機会をつくる。

イ　臨時健康診断

　入校，訓練，派遣，留学，自衛官の継続任用，感染症予防，出動等の行動をとる場合に臨時に行う[6]。

　海上自衛隊は，遠洋航海等部隊が継続して部隊所在地を離れて訓練等を行う隊員を対象に臨時健康診断を行う。一度出港すると簡単に医療機関を受診することができないため，健康診断は非常に重要である。

　また，災害派遣前には，短時間のうちに健康診断の準備・判定を余儀なくされる。検査判定にかかる時間を見積り，対象者の所在する部隊と連絡を密接にして，健康診断の日程を調整する必要がある。

　さらに，国外における訓練や留学に関しては，渡航先国・地域の入国基準に照らし，検査やその結果の証明書が必要となる場合があるため，必要な検査の確認や本人への説明が必要である。

　加えて，個人に対し長期にわたる臨時健康診断を実施する場合がある。慢性感染症である結核患者と接触した自衛隊員は，2年間にわたり臨時健康診断の対象者となる。この対象者にあたることを身体歴に明記し，異動先においても適切に臨時健康診断を受検できるよう配慮することが重要である。

ウ　特別健康診断

　職員の従事する職務に応じた健康診断であり，その内容は「人事院規則10-4第20条」[5]に規定するものに準じて行わなければならないものとされている[6]。

　対象業務には，患者の介護及び患者の移送，重量物の運搬等重いものを取り扱う業務，深夜作業を必要とする業務，自動車等の運転を行う業務，調理，配ぜん等給食のため食品を取り扱う業務，計器監視，精密工作等を行う業務等がある。

表4 健康診断後の指示区分及びその措置

指示区分			事後措置の基準
区分		内容	
生活規制の面	平常	平常の勤務でよいもの	
	要注意	勤務をほぼ正常に行ってよいもの	過激かつ病状を刺激するおそれのある勤務を命じないようにする。
	要軽業	勤務に制限を加える必要のあるもの	勤務の変更，勤務場所の変更，休暇（日単位のものを除く）等の方法により勤務を軽減し，かつ夜間勤務を命じないようにする。
	要休養	勤務を休む必要のあるもの	休暇（日単位のものに限る）又は休職若しくは休学の方法により，療養のため必要な期間勤務させない。
医療の面	要医療	医師又は歯科医師による直接の医療行為を必要とするもの	医療機関のあっせんにより適正な治療を受けさせるようにする。
	要観察	定期的に医師又は歯科医師の観察指導を必要とするもの	経過観察をするための検査及び発病・再発防止のための必要な指導等を行う。
	医療不要	医師又は歯科医師による直接又は間接の医療行為を必要としないもの	

〔防衛省職員の健康管理に関する訓令　防衛庁訓令第31号別表第2より転載〕

海上自衛隊は，高速航行時による乗員に対する負荷が大きいミサイル艇等に勤務する隊員を対象に，特別健康診断を実施している。その内容は，腰痛・下肢のしびれ等の自覚症状の有無，腰椎のX線検査等であり，整形外科的診察により腰痛疾患の有無を確認している。

(4) 診断後の指示区分

健康診断にあたった医師又は歯科医師は，健康に異常又は異常を生ずるおそれがあると認めた者について，防衛省職員の健康管理に関する訓令に基づく指示区分に則り事後の措置を行う。健康診断後の指示は，生活規制の面と医療の面から区分する（表4）[6]。健康管理者は，指示を受けた者について，指示区分に応じて事後措置の基準欄に掲げる基準（表4）に従い，適切な措置を採らなければならない。

2次検診の判定により要医療であるにもかかわらず受診しなかったり，受診を中断したりする場合がある。特に自覚症状のない生活習慣病患者も多いため，要医療者の受診を支援するフォローアップが重要である。フォローにあたっては，医師，看護師等の衛生職種のみならず，健康管理者，健康係幹部，健康係陸曹等も個人情報保護に留意しながら関与していく。

4 衛生教育

(1) 定義

衛生教育とは，保健衛生上の問題を解決して健康の保持増進を図るために用いる教

育的な手段の総称である[12]。また，「心身の健康の保持増進を図るために必要な知識及び態度の習得に関する教育」を健康教育という[13]。本項においては，衛生教育と健康教育とを同義ととらえる。

(2) 目的

「健康増進法」は，健康教育の対象を集団と個人に区分し，その目的を記している[14]。集団健康教育の目的は，生活習慣病の予防，その他健康に関する事項について，正しい知識の普及を図ることにより，「自らの健康は自らが守る」という認識と自覚を高め，健康の保持増進に資することにある。また，個別健康教育の目的は，疾病の特性や個人の生活習慣等を具体的に把握しながら，継続的に健康教育を行うことにより，生活習慣行動の改善を支援し，生活習慣病の予防に資することにある。自衛隊においても，この考え方は有効であり，集団と個人の状況にあわせ，計画的に衛生教育を実施する必要がある。

(3) 衛生教育の計画

ア 教育目標の設定

教育は目的的，計画的な活動であり，特に衛生教育は，知識や態度の形成のみではなく，個々人の意思決定，行動変容を目的とする教育である[15]。そのような教育の計画，実施，評価に向けては，教育目標を適切に設定する必要がある[15]。教育目標設定には，教育目標分類学の活用が有効である[16]。

教育目標分類学は，教育において達成されるべき目標を認知領域，情意領域，精神運動領域の3領域に分け，それぞれの領域ごとに目標系列を明らかにした。また，その目標系列は，認知領域が6段階，情意領域と精神運動領域が5段階のレベルに区分されている。教育目標分類学は，学習内容をどのようなレベルまで学習するのか，あるいは教育するのかといった目標を明示するために有効である[16]。

(ア) 教育目標分類学における目標の3領域

> **認知領域**

知的活動に関わる教育目標を扱う領域である。知識の記憶と再生，一般的な知的能力，知的技術の獲得に関わる内容を含む。この領域には，①「知識」②「理解」③「応用」④「分析」⑤「総合」⑥「評価」という6段階のレベルがある（**表5**）[17]。この順に，学習内容は単純から複雑へと移行する。

> **情意領域**

価値，態度，信念の発達に関わる教育目標を扱う領域である。この領域には，①「受容」②「反応」③「価値づけ」④「価値の組織化」⑤「価値の個性化」という5段階のレベルがある（**表6**）[17]。この順に，内在化の程度は深くなる。

表5 認知領域レベル（Bloomらによる）と目標例

知識	事実と特定の情報の想起。特性の記憶。 目標例：中隊長は、「DOTSによる結核薬内服」を定義する。
理解	わかること。素材を記述し、説明する能力。 目標例：中隊長は、「DOTSによる結核薬内服」について説明する。
応用	新しい状況における情報の使用。新しい状況の中で知識を用いる能力。 目標例：中隊長は、職場環境において、隊員の「DOTSによる結核薬内服」を適用する。
分析	資料を構成要素や部分に分析し、それら相互の関連を明らかにする能力。 目標例：中隊長は、職場環境において、隊員が適切に「DOTSによる結核薬内服」を実施できているか分析する。
総合	1つのまとまったものを新たに作り上げる能力。新たなものを作り上げる際には、複数の要素を結合する。 目標例：中隊長は、訓練環境においても、隊員が適切に「DOTSによる結核薬内服」を実施できるよう計画する。
評価	内的外的基準に基づく価値判断。資料や目的がその基準に合致する程度。 目標例：中隊長は、隊員の「DOTSによる結核薬内服」を評価する。

〔Oermann MH, et al, 舟島なをみ（監訳）：看護学教育における講義・演習・実習の評価. p16, 医学書院, 2001, 表1-3に加筆〕

表6 情意領域レベル（Krathwohlらによる）と目標例

受容	看護実践における重要な価値、態度、信念への気づき。クライエント、臨床状況、問題に対する敏感さ。 目標例：中隊長は、隊員による「結核薬内服」が重要であることを表現する。
反応	状況に反応すること。学習者がそこに含まれる現象に対して自らを関与させること。 目標例：中隊長は、隊員の周囲の人々に「DOTSによる結核薬内服」に関する協力を求める。
価値づけ	価値の内在化。価値を承認するとともに、行動の基盤としてその価値を主体的に用いる。 目標例：中隊長は、訓練の合間であっても、隊員の「DOTSによる結核薬内服」に関する権利を擁護する。
価値の組織化	複雑な価値体系を発達させること。価値体系の組織化。 目標例：中隊長は、訓練の実施と隊員の健康管理に関する問題に関し、自己の見解を形成する。
価値の個性化	実践上の理念となる価値体系の内在化。 目標例：中隊長は、隊員の結核再発の防止のために、「DOTSによる結核薬内服」に関与できるよう一貫して行動する。

〔Oermann MH, et al, 舟島なをみ（監訳）：看護学教育における講義・演習・実習の評価. p19, 医学書院, 2001, 表1-5に加筆〕

精神運動領域

技術を実施するときに必要となる能力や技能に関わる教育目標を扱う領域である。この領域の能力は、認知領域、情意領域の目標達成の程度に影響を受ける。この領域には、①「模倣」②「操作」③「精確化」④「分節化」⑤「自然化」という5段階のレベルがある（表7）[17]。この順に、技術の定着の程度は強くなる。

(イ) 教育目標分類学における3領域とそのレベルに応じた目標の記述

目標は、各領域とそのレベルに応じた「動詞」を用いて記述する（表8）[17]。学習＝教育成果としての「行動を表現する」ように記述すると評価が可能な目標設定となる。

衛生職種の幹部自衛官は、隊員個々が、それぞれの立場において衛生問題を自覚し、それを解決するための行動をとることの重要性を価値づけられるよう、学習＝教育目標を適切に設定することが重要である。

表7 精神運動領域レベル（Daveによる）と目標例

模倣	教授者による演示やマルチメディアの視聴に続く技術の実施。模倣学習。 **目標例**：隊員は，例に倣ってAEDを使用する。
操作	指示通りに行う能力（手順や技能の観察を通して模倣するのではない）。 **目標例**：隊員は，設定された手順に従ってAEDを使用する。
精確化	モデルや指示なしに，独力で正確に技術を実施する能力。 **目標例**：隊員は，正確にAEDを使用する。
分節化	技術を適切な時間枠の中で実施できるように調整する。 **目標例**：隊員は，定められた状況設定の中で，AEDを使用する。
自然化	習熟度が高い。ケアにおける技能の統合。 **目標例**：隊員は，患者を観察，判断し，迅速にAEDを準備し使用する。

〔Oermann MH, et al. 舟島なをみ（監訳）：看護学教育における講義・演習・実習の評価．p20，医学書院，2001，表1-6に加筆〕

イ 教育内容・方法の検討

学習＝教育目標を適切に設定したならば，その目標達成に向けて，教育内容や方法を検討する。

教育内容には，生活習慣病予防，性行為感染症予防，口腔衛生指導，ストレスコントロール，メンタルヘルス，個人衛生ならびに傷病発生時の救急処置の要領（救急法）等がある（**表9**）。

その教育方法は様々である。例えば，ある医務室は，「衛生ニュース」の定期的な発行を通し，隊員個々への健康に関する情報提供を実施している。また，ある医務室は，生活習慣予防対策の一環として，健康診断においてメタボリックシンドロームと判定された隊員を対象に「ダイエットプログラム」等を企画し，長期間，複数回にわたる指導を通し，成果を得ている[18]。さらに，**病院健康管理センター**は，方面管内の部隊等に赴き，衛生教育を支援する機会や業務管理教育に含まれる健康管理教育を支援する機会をもつ。

加えて，疾病をもつ隊員からの健康相談も個人への衛生教育の機会となる。健康相談は，心身の健康に関する個別の相談に応じ必要な指導及び助言を行い，家庭における健康管理に資することを目的とし，対象者の主体性を重んじながら，生活習慣の改善をはじめとした健康上の問題についての助言及び支援を提供するために行われる[19]。自衛隊においては，生活習慣病，メンタルヘルス，治療中の疾患等への健康相談が実施される。

ウ 教育計画案の作成

学習＝教育目標を達成するために，どのような授業形態が最適か，どのような教育機器，教育技法を活用するのか，目標の達成状況を確認するために，いつ，誰が，どこで，どのように，何を使用し，その学習＝教育目標を達成していくのか評価方法に

病院健康管理センター：各自衛隊病院によって，保健管理センター，健康増進支援センター等と名称が異なる。

表8 3領域のレベルとそれを表す動詞

認知領域	情意領域	精神運動領域
知識 　定義する 　識別する 　列挙する 　命名する 　想起する 理解 　〜を用いて説明する 　記述する 　区別する 　結論を述べる 　理由を述べる 　例を述べる 　解釈を述べる 　選択する 応用 　適用する 　関連する 　用いる 分析 　分析する 　比較する 　対比する 　見つけ出す 　識別する 　関連づける 総合 　構成する 　計画する 　開発する 　つくり出す 　総合する 評価 　承認する 　アセスメントする 　批評する 　評価する 　判断する	受容 　認める 　気づきを示す 反応 　自発的に行動する 　自発的に支持する 　応答する 　機会を求める 価値づけ 　承認する 　責任を負う 　参加する 　尊重する 　支持する 　価値を認める 価値の組織化 　賛成する 　討論する 　明言する 　擁護する 　見解を示す 価値の個性化 　一貫性をもって活動する 　主張する	模倣 　例に倣う 　模倣する 操作 　手順に基づいて実行する 　手順に従う 　手順に従って実践する 精確化 　技能を演示する 　正確に実施する 分節化 　正確かつ適切な時間内に実施する 自然化 　有能である 　有能にやり遂げる 　技能をケアに統合する

〔Oermann MH, et al, 舟島なをみ（監訳）: 看護学教育における講義・演習・実習の評価. p13, 医学書院, 2001 より転載〕

含め決定する必要がある[20]。それらに沿って，教育担当者は，教育計画案を具体的に立案する。

授業形態，教育技法，教育機器，教育評価，教育計画案に関しては，他の文献に詳しい[21]。

5 体力衛生

自衛隊員が多様な任務を遂行するためには，強靱な体力を維持・増進することが重

表9 自衛隊における衛生教育の具体例

分類	対象		教育内容
個別教育	健康診断で指摘された隊員，疾病をもつ隊員，希望者		隊員個人の状況（検査データ，自覚症状，疾病）に合わせた健康相談等
集団教育		全員	生活習慣病予防，口腔衛生，メンタルヘルス，性感染症予防，インフルエンザ予防，救急法等
		中隊長等の指揮官	部隊指揮官としての健康教育，健康管理教育
		衛生職種の隊員	救急時の対処法 防衛衛生学会やシンポジウム等の機会を活用した情報提供
		国外への派遣隊員	現地における感染症対策，メンタルヘルス等
		女性隊員	訓練と母性保護，月経関連障害等

要である．そのためには，日頃から給食と給養を調和させ，疲労の予防，疲労の蓄積防止，体力の回復，身体の鍛錬等が必要となる．

部隊及び個人の体力を評価するための手段として，体力検定や体力検査が実施される．体力検定や体力検査等の結果に基づき，適正な体力管理を図るとともに，給食・栄養，疲労度等の調査により，効果的な戦闘力の発揮に努めることも衛生職種の幹部自衛官の実施する健康管理の技術援助の1つである．具体的な技術援助には，実施の責任者（部隊等の長）に対し，実施上の安全管理についての助言，実施要領に関する教育や助言の実施がある．また，部隊等の長が，その結果に基づき，体力と健康状態との関連を把握する際に助言を行うこともできる．

6 精神衛生

自衛隊員が多様な任務を遂行するためには，強靭な体力を維持・増進するとともに，精神的健康の維持・増進を図ることは重要である．

前述したとおり，自衛隊員の年齢は，15〜60歳と広範囲にわたる．職場における立場も様々である．一般社会人と同様に，自衛隊員は様々なストレスにさらされていることが推察される．

自衛隊員の疾病予防や治療等を担当する衛生と人事管理や服務指導等を担当する人事の両者が綿密に連携を図ることが重要である．詳細については，第5章「メンタルヘルス」を参照されたい．

● 文献
1) 柳川　洋，尾島俊之（編）：基礎から学ぶ健康管理概論 改訂第3版．p97，南江堂，2012
2) 前掲書1），p67，「健康づくり」の項
3) 防衛医学編纂委員会（編）：防衛医学．p475，防衛医学振興会，2007
4) 木村康一，熊澤幸子，近藤陽一：学生のための健康管理学 改訂2版．p101，南山堂，2012
5) 人事院規則 10-4（職員の保健及び安全保持）　最終改正：平成25年6月10日

http://law.e-gov.go.jp/htmldata/S48/S48F04510004.html（最終アクセス日：2013 年 11 月 11 日）

6) 防衛省・自衛隊：防衛省職員の健康管理に関する訓令（防衛庁訓令第 31 号）　最終改正：平成 24 年 7 月 19 日　http://www.clearing.mod.go.jp/kunrei_data/a_fd/1954/ax19541215_00031_000.pdf（最終アクセス日：2013 年 11 月 11 日）

7) 防衛省・自衛隊：陸上自衛隊健康診断及び体力検査実施規則（陸上自衛隊達第 36-6 号）　最終改正：平成 23 年 4 月 1 日　http://www.clearing.mod.go.jp/kunrei_data/f_fd/1968/fy19690130_00036_006.pdf（最終アクセス日：2013 年 11 月 11 日）

8) 防衛省・自衛隊：海上自衛隊における健康診断の実施基準に関する達（海上自衛隊達第 30 号）　最終改正：平成 24 年 4 月 18 日　http://www.clearing.mod.go.jp/kunrei_data/e_fd/1968/ey19680524_00030_000.pdf（最終アクセス日：2013 年 11 月 11 日）

9) 防衛省・自衛隊：航空自衛隊における健康診断及び体力検査に関する達（航空自衛隊達第 26 号）　最終改正：平成 21 年 7 月 29 日　http://www.clearing.mod.go.jp/kunrei_data/g_fd/1985/gy19851014_00026_000.pdf（最終アクセス日：2013 年 11 月 11 日）

10) 前掲書 3），p779．

11) 前掲書 3），p473．

12) 永井良三，田村やよひ（監）：看護学大辞典 第 6 版．p168．「衛生教育」の項，メヂカルフレンド社，2013

13) 前掲書 12），p642．「健康教育」の項

14) 東京都福祉保健局：健康増進事業（健康増進法第 17 条 1 項の事業）
http://www.fukushihoken.metro.tokyo.jp/kenkou/kenko_zukuri/kensin.html（最終アクセス日：2013 年 11 月 11 日）

15) 舟島なをみ（編）：院内教育プログラムの立案・実施・評価「日本型看護職者キャリア・ディベロップメント支援システム」の活用．p24，医学書院，2007

16) Bloom BS, et al，梶田叡一，他（訳）：教育評価法ハンドブック．第一法規出版，1973

17) Oerman MH, et al，舟島なをみ（監訳）：看護学教育における講義・演習・実習の評価．pp13-20，医学書院，2001

18) 例えば次のような文献がある．
①加藤浩一，松崎宏治，眞野英子，他：大湊地方隊における肥満対策の試み―ダイエットチャレンジ 90day's．防衛衛生 55：19-27，2008
②徳田嘉孝，川崎秀樹，名和誠登：エクササイズポイント制を導入した生活習慣病改善キャンペーン（第 3 報）．防衛衛生 58（別冊）：36，2011
③仲間長乃，浅見圭子：具体的な食事指導の実践に向けて―ダイエットメールを利用した取り組み（第 2 報）．防衛衛生 60（別冊）：100，2013

19) 前掲書 1），p161

20) 前掲書 15），p31

21) 例えば次のような文献がある．
①舟島なをみ（編）：院内教育プログラムの立案・実施・評価「日本型看護職者キャリア・ディベロップメント支援システム」の活用．医学書院，2011
②舟島なをみ（監）：看護学教育における授業展開―質の高い講義・演習・実習に実現に向けて．医学書院，2013
③Bloom BS, et al，梶田叡一，他（訳）：教育評価法ハンドブック．第一法規出版，1973
④Oermann MH, et al，舟島なをみ（監訳）：看護学教育における講義・演習・実習の評価．医学書院，2001
⑤杉森みど里，舟島なをみ：看護教育学 第 5 版．医学書院，2012

第3節 防疫

1 防疫の目的

　　防疫とは，感染症の発生を予防し，また，その侵入を防止することである。自衛隊においては，感染症が隊務に大きな影響を与える可能性がある[1]。そのため，感染症を予防・撲滅して，隊員の健康を守ることは，自衛隊の活動の継続と機能発揮につながる。

2 防疫業務

　　前述したとおり，防疫とは，感染症の発生を予防し，また，その侵入を防止することである。隊員は，営舎内や艦艇内，特有の集団生活や勤務環境，野外訓練，災害派遣活動，国際協力活動等の国外活動といった任務の特性上，感染リスクが異なる[1]。そのため，状況に応じて，様々な対策を講じる必要がある。
　　防疫業務は，感染症の発生を未然に防止するための予防施策と感染症発生時の撲滅施策からなる。総合的な施策を必要とする点から，衛生職種の幹部自衛官としての情報収集能力，調整能力が期待される。

(1) 感染症の予防

　　自衛隊における健康管理は，個人の健康を良好に維持し，部隊の人的戦闘力の維持・増進に深く関与する。感染症の予防は，部隊の人的戦闘力に直接影響する。
　　自衛隊員は，生活・職場の環境や任務により感染症を発生する可能性が高い（表10）[2]。集団生活や艦艇等の閉鎖された空間は，感染症患者が容易に発生する環境である。また，各種災害派遣活動や国際協力活動等の活動は，環境の変化を余儀なくされ，個々人の感染症発症，ひいては，集団への感染，流行に結びつく。個々人の感染症発症が隊務に大きな影響を与える可能性があるため，様々な対策を講じる必要がある。

ア　環境衛生

　　環境衛生とは「人間の物質的な生活環境において，身体の発育，健康，および生存に有用な影響を与える要素，またはその可能性のあるいっさいの要素を制御するこ

表10　自衛官・防衛省職員の特質とそれにより発生が予測される感染症

自衛官・防衛省職員の特質	特質の細部	左記特質により発生が予測される感染症(例)
①比較的若年で健康な集団	国防を担う自衛官は、基本的に比較的若年で健康な者が選別されて編成された集団であり、かつ健康管理と体力増進の両面でもよく管理・教育された集団として認識される	市中で流行する感染症・性行為感染症等（逆に日和見感染症・院内感染症は比較的少ないものとして見積もられる）
②集団生活	隊舎や艦内といった比較的狭い範囲で主に活動・居住する集団	結核・麻疹・風疹・水痘・ムンプス・マイコプラズマ肺炎・インフルエンザ感染症・RS/アデノウイルス感染症・無菌性髄膜炎・ノロウイルス感染症・O157等消化器感染症等
③演習・野営	演習場等における野営・情報収集といった特殊環境下で活動しうる集団	破傷風・ツツガムシ病・日本紅斑熱・ライム病・野兎病・レプトスピラ症・ハンタウイルス感染症・E型肝炎・エキノコックス症・クリプトスポリジウム症
④野外等での特殊任務（レンジャー隊員等）	③に加え、飲食物の制限等さらに過酷な環境下で活動する集団・個人	（汚染された水・食物の摂取や保有宿主の生食等による）ウイルス肝炎・消化器感染症・旋毛虫症・マンソン裂頭条虫症・エキノコックス症等
⑤災害救助	自然災害等において救助・支援活動を行う集団・個人	破傷風・ツツガムシ病・レプトスピラ症・麻疹・風疹・インフルエンザ感染症・消化器感染症等
⑥海外活動	PKOや演習・会議等海外における活動の既往がありうる集団・個人	マラリア・腸チフス・ウイルス性出血熱・SARS・新型インフルエンザ感染症・アメーバ赤痢等
⑦テロ等の標的その他	バイオテロ等の標的あるいはその対処・研究等の任務上、比較的ハイリスクな集団・個人	天然痘・炭疽・ペスト・ボツリヌス症等

〔防衛医学編纂委員会（編）：防衛医学．p259，防衛医学振興会，2007より転載〕

と」を意味する。環境衛生の意義は、生活環境を健康の保持および増進という立場から調整管理し、社会の機能が十分発揮されるような条件を準備することにある[3]。

　環境を適切に整えたり、隊員個々が環境にあわせた行動をとることができるよう働きかけたりすることは、感染症予防の対策として重要である。具体的には、隊員の勤務環境や生活環境を巡視し、その環境を確認し、適切な環境設定に向けた助言が可能である。また、炊事場や野外に勤務する自衛隊員の熱中症予防に向けて、適切に清潔な水分を補給できているか確認したり、助言したりすることも必要である。さらに、海外派遣時に、現地において食料を調達する場合、腐敗していないか点検したり、野菜の洗浄法を指導したりすることも食中毒予防のために重要である。

イ　予防接種等

　自衛隊においては、個々人への予防接種が重要な感染症予防対策の1つである。

　自衛隊において予防接種等を行う疾病は、急性灰白髄炎、風疹、コレラ、インフルエンザ、日本脳炎、狂犬病、破傷風、A型肝炎、B型肝炎、黄熱、マラリア、結核等である。これらの疾病に対する感染予防が必要な自衛隊員に、定期予防接種、臨時予防接種、予防投薬の区分（**表11**）[4]に基づき計画的に実施している。

　前述したとおり、自衛隊員の年齢は15〜60歳と広範囲にわたる。個々人による麻

表11 予防接種等の種類

定期予防接種
　定期予防接種は，破傷風及びＢ型肝炎について行い，その対象者は破傷風にあっては全隊員，Ｂ型肝炎にあっては医療従事者とする。
　　　　　　　　　　　　　　　　　　　　　　　　　　　　　　　　（陸上自衛隊達92-6　第4条）

臨時予防接種
　臨時予防接種は，隊員若しくは部隊等が国際緊急援助活動，国際平和協力業務を行う場合，海外出張する隊員に対し必要と認めた時等に行う。
　　　　　　　　　　　　　　　　　　　　　　　　　　　　　　　　（陸上自衛隊達92-6　第4条）

予防投薬
　予防投薬は，健康管理者が必要と認めた時に実施する。
　　　　　　　　　　　　　　　　　　　　　　　　　　　　　　　　（陸上自衛隊達92-6　第4条）

〔防衛省・自衛隊：陸上自衛隊予防接種等実施規則（陸上自衛隊達第92-6号）　最終改正：平成23年8月3日
http://www.clearing.mod.go.jp/kunrei_data/f_fd/1995/fy19950529_00092_006.pdf〕

疹，風疹，水痘，流行性耳下腺炎等の罹患歴，予防接種歴の把握状況を確認することも感染症予防につながる。それらの資料をもとに，必要に応じ，予防接種が受けられるよう調整することも可能である。

また，海外派遣前に現地の感染症情報を収集し，対策を講じることは，派遣先における感染症の発生を防ぐことにつながる。2012（平成24）年，国連南スーダン共和国ミッション（UNMISS）における派遣施設隊1次要員衛生班は，派遣前に隊員に対し，マラリアに関する基礎的知識の普及，感染対策，予防薬の内服要領，副作用情報を提供した。

写真1[5]は，派遣先において隊員が抗マラリア薬を毎週月曜日の朝礼を活用し，一斉に服用している様子である。これは飲み忘れを防ぐ一方法として有効である。

艦艇の特殊な閉鎖環境をはじめ，多人数の居室空間，狭隘な空間における集団への教育等，自衛隊員の職場・生活環境は，結核感染に好都合な環境である[6]。結核の集団感染例には，対象への6～9か月にわたる化学療法のほか，将来の結核発症を予防する手段として，予防投薬が有効である[7]。

結核に対する投薬には，DOTS（Directly Observed Treatments, Short-course）が有効である[8]。自衛隊においても，DOTSは有用であり，衛生職種の幹部自衛官が，対象となる自衛隊員の所属する部隊へのDOTSに対する理解と協力を得ることは重要である[9]。

(2)発生時の対応

感染症予防対策を講じたにもかかわらず感染症が発生した場合には，早期発見，早期対処が原則である。

個人からの情報により感染症の発生に気づくことが多い。例えば，医務室の受付係や看護係からの「△△部隊から，同様の症状で複数の患者が受診した」，臨床検査係からの「○○菌の分離が増加している」といった情報は有用である。上述の情報から何らかの急性感染症の発症を予測できる。

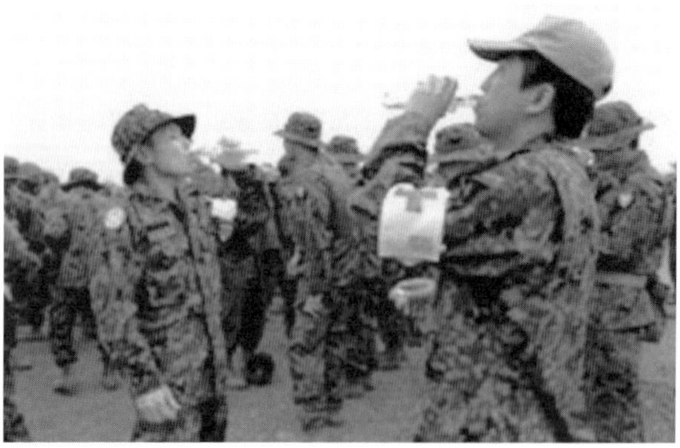

写真1　抗マラリア薬を一斉に内服する隊員
〔陸上自衛隊ホームページ：南スーダン派遣国際平和協力隊の活動の様子．http://www.mod.go.jp/js/Activity/Gallery/pko_unmiss_g01.htm より転載〕

　衛生職種の幹部自衛官は，集団に影響を及ぼす**アウトブレイク**が発生している可能性を念頭に置きながら，その発生を確認する．すなわち，医務室の受診状況と診断確定のプロセスを再確認するとともに，部隊等への確認や調査を開始する．結核等の慢性感染症が発症した場合，数か月にさかのぼって個々人に対する調査や臨時健康診断を実施する[10]．

　部隊等の長と連携をとりながら，原因究明及び感染拡大防止案を作成し，部隊への指示・指導を実施する．また，部隊の人事系統とも連携をとりながら事態の収拾を目指す．感染拡大が懸念される場合は，上級部隊への報告，保健所等の地域の公衆衛生機関への通報・相談を検討する．

　感染症発生時に適切に対応できるよう，平時から部隊等と意識的に密接に連携をもったり，感染症発生時の対応要領や調査用紙等を整備したりしておくことが必要である．

● 文献

1) 防衛医学編纂委員会（編）：防衛医学．p235, 防衛医学振興会，2007
2) 前掲書1), p259
3) 永井良三，田村やよひ（監）：看護学大辞典　第6版．p367,「環境衛生」の項，メヂカルフレンド社，2013
4) 防衛省・自衛隊：陸上自衛隊予防接種等実施規則（陸上自衛隊達第92-6号）　最終改正：平成23年8月3日　http://www.clearing.mod.go.jp/kunrei_data/f_fd/1995/fy19950529_00092_006.pdf（最終アクセス日：2013年11月11日）
5) 防衛省ホームページ：南スーダン派遣国際平和協力隊の活動の様子．http://www.mod.go.jp/js/Activity/Gallery/pko_unmiss_g01.htm（最終アクセス日：2013年11月11日）
6) 前掲書1), p243
7) 厚生省保健医療局結核・感染症対策室（監）：「初感染結核に対するINH投与の取扱い」の改正

アウトブレイク：ある期間中，ある地域における感染症の発生頻度が通常よりも高いこと．または流行のこと．

の趣旨とその解説．命令入所及び初感染結核の取扱いとその解説．pp87-89，結核予防会，1989
8) 結核予防会結核研究所：結核予防マニュアル．2000
9) 宮首由美子，畔柳純子，中田恵美，他：潜在性肺結核感染症により短期入院した患者への服薬指導—退院後の服薬の現状に着目して．第56回防衛衛生学会抄録集，p36, 2011
10) 藤井達也，藤岡高弘，佐藤昌子，他：陸上自衛隊における結核集団感染事例における対応．第27回日本環境感染学会総会抄録集，p101, 2012

第5章

メンタルヘルス

防衛庁・自衛隊は,「隊員が強い使命感を持って,わが国の防衛という崇高な任務を全うするためには,隊員のメンタルヘルス(精神的健康)を保持することが極めて重要である」との認識の下,**メンタルヘルス**に関する様々な取り組みを行っている。なお,防衛白書においては,①精神的疾病がない,②甚だしい不安や苦悩がない,③社会規範に適応している,④自己実現がなされているといった状態を目指し,個々の隊員の精神的健康を維持し,個人の資質や能力がより効果的に発揮できるように支援する諸活動をメンタルヘルス活動としている[1]。

本章では,防衛庁・自衛隊におけるメンタルヘルス活動を概観し,その中で必要な知識をおさえ,看護の役割を考察する。

第1節 自衛隊におけるメンタルヘルス

1 自衛隊におけるメンタルヘルスの特性

近年,経済不安による大量リストラ・終身雇用の崩壊等社会構造の変化に続く精神疾患患者の増加傾向や,1998(平成10)年以降年間自殺者が連続して3万人台であることを受け,わが国においてメンタルヘルス上の問題が喫緊の課題とされてきた[2,3]。

防衛省・自衛隊においても,自衛隊内の自殺者数が1997(平成9)年頃より次第に増加し,組織的なメンタルヘルス施策の取り組みが始まった。自殺者数は,国内においては2010(平成22)年より,防衛省・自衛隊においては2007(平成19)年より減少傾向にあり,メンタルヘルス対策の一定の効果がみられている。

自衛隊におけるメンタルヘルスの特性として,次の3点が考えられる。(1)隊員構成,(2)職場環境,(3)任務の多様化と**トラウマティック・ストレス**である。

メンタルヘルス:精神面における健康のことで,心の健康,精神衛生,精神保健と同義的に使用される。
トラウマティック・ストレス:戦争や災害,事故等,生命に関わる圧倒的な体験によるストレスのこと。個人の対処能力を上回り,心的トラウマとなりうる。
15歳~:自衛官の年齢構成の中で,15~17歳までは「陸上自衛隊少年工科学校」の自衛官である生徒であった。しかし,制度変更により,平成22年度入学生から「陸上自衛隊高等工科学校」に名称変更し,自衛隊の定員に含まれる「自衛官」から,防衛大学校及び防衛医科大学校の学生と同様の,定員外の防衛省職員となった[4]。そのため,平成23年は,21年に入学した3年生が自衛官として記載されている。

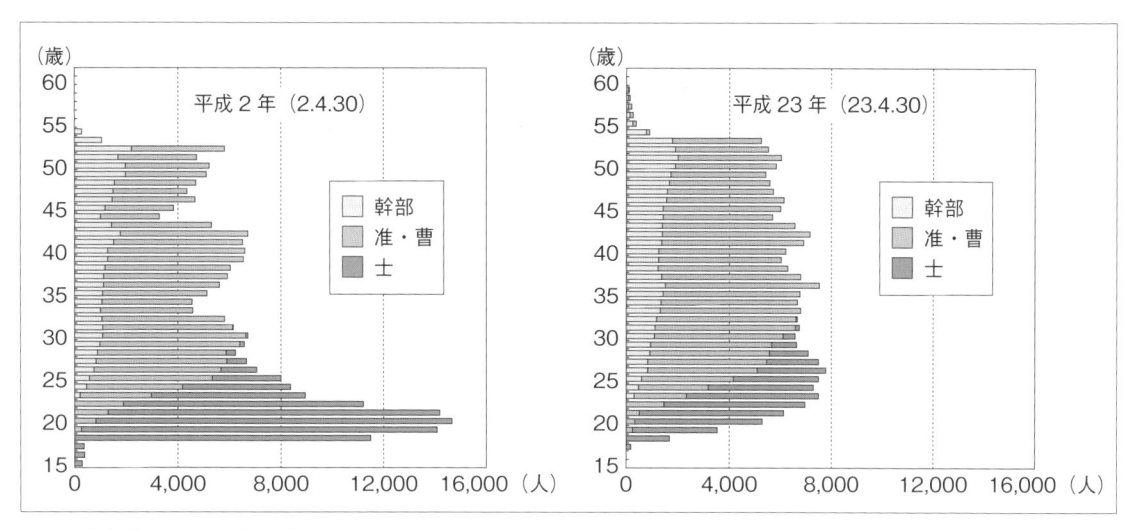

図1　自衛官の階級・年齢構成　　〔防衛省・自衛隊：平成24年度防衛白書．p337より転載〕

表1　年代別死因上位

年齢	第1位	第2位	第3位	第4位	第5位
10～14	不慮の事故	悪性新生物	自殺	心疾患	先天奇形等
15～19	不慮の事故	自殺	悪性新生物	心疾患	先天奇形等
20～29	自殺	不慮の事故	悪性新生物	心疾患	脳血管疾患
30～39	自殺	悪性新生物	不慮の事故	心疾患	脳血管疾患
40～49	悪性新生物	自殺	心疾患	不慮の事故	脳血管疾患
50～54	悪性新生物	心疾患	自殺	不慮の事故	脳血管疾患
55～59	悪性新生物	心疾患	脳血管疾患	不慮の事故	自殺

〔厚生労働省：人口動態統計，2011をもとに作成〕

(1) 隊員構成

　　自衛官の年齢別人員分布を見ると，**15歳**～60歳で構成され，そのほとんどは18～53歳である。さらに，人員の約95%は男性である（**図1**）[5,6]。

　　20～50代という年代は，日本における自殺率が高く（**表1**），うつ病・双極性障害患者数も多い年代である。さらに既遂自殺者の男女比はわが国では約2.5対1で，男性が圧倒的に多い。この年代の男性は，「働き盛り」で家庭や両親，職場を支える役割を持ち，抱える悩みも多くなる。しかし，男性は悩み事があっても，女性と比べて相談しない傾向が指摘されている。なお，うつ病・双極性障害の男女比は，男性より女性のほうが1.6倍多く，いずれの年代でもこの傾向が認められる[3]。

　　もちろん，自殺をはじめ精神的問題は多要因的かつ複雑な現象であり，性別や年代等，単一の原因だけで説明することは不可能である。性格要因等の個人的要因に加え，生物学的要因，環境要因を複合的に考え，介入していく必要がある。また，近年女性自衛官の数も増加している。一般に自殺未遂者は男性より女性が多く，女性の自

衛官への配慮や介入も重要である。

(2) 職場環境

　　メンタルヘルスと共に，**ストレス**🔍という言葉もよく耳にする。ストレスとは，生体が外部からの刺激を受けた時に生じるゆがみのことであり，広く身体や精神面の不調，行動変化を指し，ストレス反応ともいわれる。ゆがみの原因となる外部からの刺激はストレッサーと呼ばれる。

　　自衛官の平常業務におけるストレッサーの多くは，仕事内容や役割に対するものや対人関係等，他の職業のそれと共通している。しかし，そのストレッサーが，自衛隊という職場環境の中で持つ意味合いは，他の職業と異なることもまた事実である。これに加えて，突然・長期の任務，家族からの分離，不規則な勤務時間，特殊・専門的な技術の要求等，自衛隊特有のストレッサーを加味する必要がある。その上で，士気（morale）の維持，命令への絶対服従，服務規則の厳格さ，団体精神等の職場風土を追加して考慮する必要がある。

　　また，営内生活から任務まで集団行動が多く，営内や部隊，同期等の集団凝集性が高い。集団凝集性の高さゆえに，隊員の自殺が部隊等の組織に与える衝撃がより大きくなる一面や，メンタルヘルス介入に対する抵抗や偏見がことさら大きな障壁となる一面がある[7]。メンタルヘルスシステムを活用し，適切な介入が重要である（詳細は第2節）。

(3) 任務の多様化とトラウマティック・ストレス

　　防衛省・自衛隊においては，弾道ミサイル攻撃・ゲリラや特殊部隊による攻撃への対応，大規模・特殊災害等への対応，国際平和協力活動，国際テロ・海賊行為への対処等，その任務は多様化し[8]，自衛隊員は強度のストレスに直面する任務を担う可能性が高くなってきている。

　　人は元来，ストレスに対処し，環境に適応する力を有している。しかし，災害のような生命に関わる圧倒的なストレスは，トラウマティック・ストレス（traumatic

---

🔍 **ストレス**：心身の適応能力に課せられる要求及びその要求によって引き起こされる心身の緊張状態を包括的に表す概念である。
　もともとは，「圧力」「圧迫」を表す言葉として使用されていたが，1930年代，セリエ（Selye H）が「外界のあらゆる要求によってもたらされる身体の非特異的反応」を表す概念として提唱した。彼は，副腎皮質の肥大，胸腺・脾臓・リンパ節の萎縮，胃と十二指腸の出血や潰瘍に代表される「汎適応症候群」と呼ばれる生理学的変化が生じている状態を指している。
　1960年代には，ストレスに関わる心理社会的要因を明らかにしようとする動きが出始める。さらに1984年，ラザルスとフォルクマン（Lazarusu RS & Folkman S）が，環境からの要求に対する認知的評価や，コーピングという個人的概念を導入し，環境と個人の相互作用を強調する心理的ストレス・モデルを提唱した。これによると，外界からの要求そのものがストレス反応を引き起こすのではなく，個人によって要求の有害性やコントロール可能性の評価がなされ，その要求がストレッサーとなる。また，評価によって喚起された情動は，それを低減させる行動の動機付けとなり，コーピング行動と呼ばれる行動をおこす。コーピング行動が効果的であれば，ストレス状態は緩和される。

表2 トラウマティック・ストレスが起こしうる反応

	精神障害			
ストレス関連障害	・急性ストレス障害	・外傷後ストレス障害	・適応障害	・解離性障害
気分障害	・うつ病			
不安障害	・恐怖症	・全般性不安障害		
行動上の障害	・アディクション行動（タバコ・アルコール等）			

〔防衛医学編纂委員会（編）：防衛医学．p.587，防衛医学振興会，2007より引用〕

stress）と呼ばれ，個人の対処能力を上回り，心的トラウマ（trauma：外傷）となるまでの体験となりうる[9]。

トラウマティック・ストレスを体験すると，急性ストレス反応（ASR：Acute Stress Reaction）と呼ばれる状態を引き起こし，当事者の心身に多くの影響を及ぼす。さらに，適切な介入がされず急性ストレス反応が遷延すると，うつ病や不安障害，それらを背景とした問題行動等を生じやすくなる。また，一部は急性ストレス障害（ASD：Acute Stress Disorder）や外傷後ストレス障害（PTSD：Posttraumatic Stress Disorder）等に移行していく（表2[9]）[10,11]。

1960年代，米国のベトナム戦争帰還兵の多くに，フラッシュバックや極度の緊張状態の持続等「ベトナム症候群」と呼ばれる症状が認められ，米国社会に深刻な影響を及ぼした。その後ストレス障害に関する研究が進み，ベトナム帰還兵の枠組みを超えた事故，災害，犯罪等も包括して生みだされた概念が「PTSD」である。日本においては，1995（平成7）年に発生した阪神・淡路大震災や地下鉄サリン事件をきっかけに，社会の理解が深まったといわれている[10]。

本章では，第3節①で災害派遣活動時の支援者ストレス，いわゆる惨事ストレスについて，第3節②で国際平和協力活動時のメンタルヘルスについて，第3節③で戦闘時における反応や障害をコンバットストレスとして取り上げる。

2 自衛隊におけるメンタルヘルスの施策

わが国においては，1984（昭和59）年2月，過労自殺労災が初めて認定されたことを端緒に，職場における労働者の心身の健康問題が取り上げられるようになった。1988（昭和63）年には，労働安全基準法の改正に基づき「事業場における労働者の健康保持増進のための指針」[12]が公示され，職場におけるメンタルヘルス対策の整備が始まった。また，戦後からの精神衛生法は1987（昭和62）年精神保健法となり，1995（平成7）年には「精神疾患の発生の予防や，国民の精神的健康の保持及び増進」を目的の1つとした「精神保健及び精神障害者福祉に関する法律」[13]へ改められた。2004（平成16）年9月には厚生労働省が「精神保健医療福祉の改革ビジョン」[14]を呈示し，「国民意識の変革」「精神医療体系の再編」「地域生活支援体系の再編」「精神保健医療福祉施策の基盤強化」という柱が掲げられた。うつ病等の気分障害，不安障害，統合失調症等，

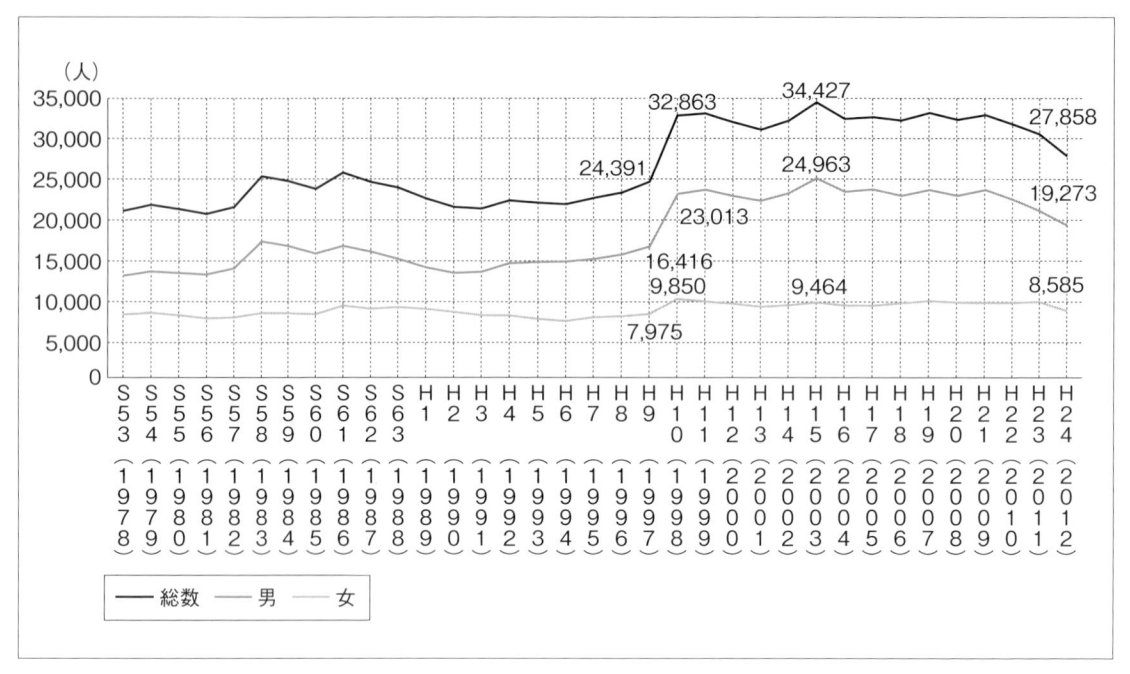

図3　自殺者数の推移（自殺統計）　　〔内閣府：自殺対策，平成25年版自殺対策白書より転載〕

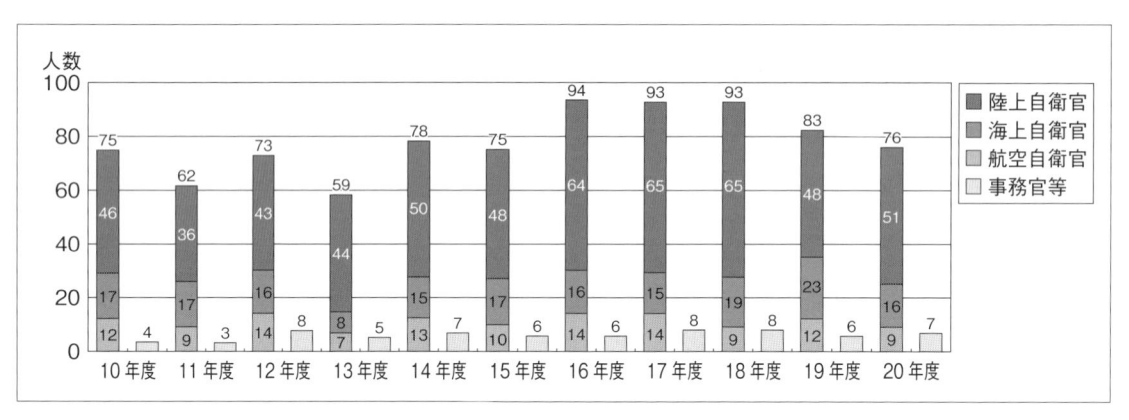

図4　自殺者の状況
〔防衛省：人事教育施策の現状・課題について．p32．http://www.kantei.go.jp/jp/singi/ampobouei2/dai10/sankou.pdf〕

　精神疾患の受診者数が急増し，2008（平成20）年には320万人を超えている現状や，2012（平成24）年に自殺者数は年間3万人を下回った（図3）[15]が，1998年以降年間3万人台が続いたこと[16]を受け，各方面で心の健康対策の取り組みが行われている。
　防衛省においては，自衛隊内の自殺者数が1997（平成9）年頃より次第に増加した（図4）[17]ことも相まって組織的なメンタルヘルス施策に取り組んでいくこととなった。2000（平成12）年に専門家による「自衛隊員のメンタルヘルス検討会」が開かれ，同年12月「自衛隊員のメンタルヘルスに関する提言」[18]がまとめられた。
　この提言では，①メンタルヘルス活動の統制システムの形成，②システムに対する

意識改革，③包括的なメンタルヘルス活動の推進，の3つを自衛隊におけるメンタルヘルス活動のあり方としている。これを受け，2008(平成20)年自衛隊中央病院にはメンタルリハビリテーション科が設置され，全国の主要な医務室をかわきりに臨床心理士の配置が開始された[19]。また，2009(平成21)年には職場復帰支援のためのリワークサポートセンターの設置，2012(平成24)年からは各方面隊に，部隊と医療の架け橋として隊員個人や部隊の支援を行うメンタルサポートセンターの設置が試みられている。このように，徐々に1次予防から3次予防までのシステムが整いつつある[20,21]（詳細は第2節②）。

3 メンタルヘルスにおける看護官の役割

自衛隊の現場には様々なメンタルヘルス担当者がおり，多岐にわたる機能を果たしている。しかし，それぞれの担当者に明確な役割の規定がなく，適切かつ総合的な活動につながらない場合もある。部隊におけるメンタルヘルス活動の主たる実行者は，他の健康管理施策と同様に指揮官であり，専門家は指揮官の活動をサポートする役割を担う[22]。

メンタルヘルスにおける明確な役割の規定がないのは，看護官も同様である。看護官は部隊における健康診断時や訓練支援，病院での入院，外来通院時等，様々な場面で自衛官個人や集団に関わる。それらの関わりの中でどのような役割があるか，指揮官の活動のサポートを念頭に考察する。

まず，問題の早期発見の役割が考えられる。例えば，抑うつ症状のある患者の64%は，初診時内科を受診していると三木は報告している[23]。うつ病は，個人差があるが様々な身体症状が出現するため，最初に内科を受診しやすい。未だ負の印象があり，精神科受診がしづらいという理由もある。また，内科においてアルコール関連疾患患者の肝機能障害等，対象臓器の治療のみを行っているケースもある。アルコール関連疾患では，単に身体的な症状だけでなく依存症が隠れていることが多い。アルコールの問題はうつ病や自殺との関連が深く[24]，対象臓器の治療だけでは問題は解決しない。部隊における訓練支援や健康診断支援中に問題を発見する場合も考えられる。看護官は身体症状の訴えや肝機能障害等に注意しながら，適切にアセスメントを行い，早期に介入する必要がある。

次に，調整を行う役割が考えられる。看護官自らが，隊員のメンタルヘルス上の問題を発見する場合や，部隊上司より相談を受ける場合等がある。看護官は，メンタルヘルスシステムを活用し，適切な部署，専門家へ相談や調整を行い，次に繋ぐことが重要である。

また，看護の役割を明確化する，研究や調査も重要である。

遠藤は，陸上自衛隊駐屯地医務室に勤務する看護官および防衛技官である看護師（以下医務室ナース）を対象に，医務室ナースのメンタルヘルス活動に関する認識と活動実態に関する研究を行っている。そして，医務室ナースの約7割が産業看護分野で

活動している認識を持っていること，医務室ナースができるメンタルヘルス活動として「ナースが直接ケアを行う」「問題に対応する」「問題状況を見きわめる」「問題のある対象を見つける努力をする」「活動の基盤をつくる」の5つのカテゴリーを抽出したことを報告している。また，メンタルヘルス活動の支障になっていると思うものとして「メンタルヘルス不調に関する理解不足」「組織文化の問題」「メンタルヘルス活動を支える力の不足」の3つを抽出している[25]。

自衛隊の看護官は，部隊において**産業看護職**として配置されるわけではない。しかしながら，役割を求められる場面もあり，それぞれの立場で調整や介入を行っているのが現状であろう。自衛隊のメンタルヘルス活動における看護官の役割に関し，さらなる研究が求められる。

● 文献

1) 防衛省・自衛隊：平成23年版防衛白書．p24，ぎょうせい，2011
2) 厚生労働省：精神保健医療福祉の改革ビジョン．
   http://www.mhlw.go.jp/kokoro/nation/vision.html（最終アクセス日：2013年11月11日）
3) 内閣府：平成24年版自殺対策白書．
   http://www8.cao.go.jp/jisatsutaisaku/whitepaper/w-2012/pdf/index.html（最終アクセス日：2013年11月11日）
4) 陸上自衛隊：高等工科学校，Q&A．
   http://www.mod.go.jp/gsdf/yt_sch/q-a/index.html（最終アクセス日：2013年11月11日）
5) 防衛省・自衛隊：防衛省における女性職員に関する統計資料．
   http://www.mod.go.jp/j/approach/hyouka/tokei/women.html（最終アクセス日：2013年11月11日）
6) 防衛省・自衛隊：平成24年版防衛白書．pp337-339，佐伯印刷，2012
7) 防衛医学編纂委員会（編）：防衛医学．p588，防衛医学振興会，2007
8) 前掲書1），p361
9) 前掲書7），p587
10) 金 吉晴（編）：心的トラウマの理解とケア第2版．pp3-15，じほう，2006
11) American Psychiatric Association（著），高橋三郎，大野 裕，染矢俊幸（訳）：DSM-Ⅳ-TR―精神疾患の分類と診断の手引新訂版．pp179-182，医学書院，2003
12) 事業場における労働者の健康保持増進のための指針．
    http://www.mhlw.go.jp/bunya/roudoukijun/anzeneisei12/pdf/10.pdf（最終アクセス日：2013年11月11日）
13) 精神保健及び精神障害者福祉に関する法律．

産業看護職：労働者の心の健康の保持増進のための指針によると「事業場内産業保健スタッフ等は，セルフケア及びラインによるケアが効果的に実施されるよう，労働者及び管理監督者に対する支援を行うとともに，心の健康づくり計画に基づく具体的なメンタルヘルスケアの実施に関する企画立案，メンタルヘルスに関する個人の健康情報の取扱い，事業場外資源とのネットワークの形成やその窓口となること等，心の健康づくり計画の実施に当たり，中心的な役割を果たすものである」とされている[26]。また，日本産業衛生学会の「職場のメンタルヘルス対策における産業看護職の役割」検討ワーキンググループは，「産業精神保健チームにおける産業看護職は，チームの連携のもと労働者の身近な援助者として，種々の労働環境におかれた一人ひとりの生活世界にメンタルヘルスの側面から継続的にかかわり，さらには集団・組織にも働きかける。それぞれの事業場のニーズに沿った働きかけは第1次予防から3次予防まですべての段階にわたり，これら産業看護職による取り組みは労働者のメンタルヘルスに関する包括的支援活動である」と報告している[27]。

http://law.e-gov.go.jp/htmldata/S25/S25HO123.html(最終アクセス日：2013年11月11日)
14) 精神保健医療福祉の改革ビジョン(概要).
http://www.mhlw.go.jp/topics/2004/09/dl/tp0902-1a.pdf(最終アクセス日：2013年11月11日)
15) 内閣府：平成25年版自殺対策白書.
16) 高橋祥友，福間　詳(編)：自殺のポストベンション―遺された人々への心のケア．p2，医学書院，2004
17) 防衛省：人事教育施設の現状・課題について．p32
http://www.kantei.go.jp/jp/singi/ampobouei2/dai10/sankou.pdf(最終アクセス日：2013年11月11日)
18) 防衛省・自衛隊：自衛隊員のメンタルヘルスに関する提言の要旨．
http://www.mod.go.jp/j/approach/agenda/meeting/mental/houkoku/hokoku01.html(最終アクセス日：2013年11月11日)
19) 前掲書1)，p406
20) 森崎善久，脇園知宜：精神科疾患により長期離職した場合の職場復帰支援に関して(前編)―わが国の現状と概要．防衛衛生技術シリーズ212，防衛衛生57(3)：1-10, 2010
21) 森崎善久，脇園知宜：精神科疾患により長期離職した場合の職場復帰支援に関して(後編)―自衛隊における在り方(私見)と自衛隊仙台病院リワークサポートセンターの概要．防衛衛生技術シリーズ213，防衛衛生57(4・5)：1-12, 2010
22) 千先康二，瓜生田曜造，緒方克彦(編)：自衛隊衛生のためのメンタルヘルスマニュアル．防衛医学振興会，p53, 2007
23) 三木　治：プライマリ・ケアにおけるうつ病の実態と治療．心身医学42(9)：585-591, 2002
24) 石井裕正(編)：アルコールと健康に関する保健指導マニュアル．pp39-50，太平社，2010
25) 遠藤紀子：陸上自衛隊医務室ナースのメンタルヘルス活動に関する認識と活動実態．防衛衛生55(別冊)：38, 2008
26) 厚生労働省：労働者の心の健康の保持増進のための指針．
http://www.mhlw.go.jp/houdou/2006/03/dl/h0331-1b.pdf(最終アクセス日：2013年11月11日)
27) 日本産業衛生学会：「職場のメンタルヘルス対策における産業看護職の役割」に関する報告書．
http://www8.cao.go.jp/jisatsutaisaku/sougou/taisaku/kentokai_2/pdf/ks-4.pdf(最終アクセス日：2013年11月11日)

第2節　基本となるメンタルヘルス対策

1　部隊におけるメンタルヘルス上の課題

(1) 睡眠障害

睡眠は人間にとって必要不可欠なものである．必要な睡眠時間は各人個人差があるが，昼間活動して夜眠る，という当たり前のことができなくなり，日常生活に支障をきたした状態を睡眠障害と呼ぶ．睡眠障害には，不眠，過眠のほかに概日リズム睡眠

障害や睡眠時随伴症等がある。

　日本の疫学調査において，成人の約5人に1人は不眠に悩み，20人に1人は睡眠薬を使用しているといわれている[1]。さらに日本では，外国に比べ不眠に悩んでも受診する割合が低く，アルコールに頼る人の割合が高いというデータもある。昨今の睡眠研究の急速な発展から，睡眠障害には様々な病因や病態が存在することが明らかとなってきた。睡眠障害を正しく認識し，原因となる疾患の治療につなげること，生活療法や薬物療法により，睡眠の改善だけでなく，日中の生活をより快適で豊かなものにすることができる。

　部隊においては，不規則な勤務形態，訓練等による睡眠環境の変化があり，睡眠状態は不安定となりやすい。睡眠状態の変化は，健康診断や通常業務の中で心身の変調を把握できる1つのサインとなる。睡眠の質や時間，対処法等の情報も重要であり，市販薬や処方薬の誤った使用法，アルコールで無理に眠ろうとして依存状態が形成されている場合もある[2]。セルフケアや早期発見のため個人，部隊全体への普及教育が重要である[3]。

(2) 適応障害

　適応障害はストレス関連疾患の1つである。転属や過剰な業務，緊張状態にある対人関係等，持続的なストレスがかかった状況で，不安や抑うつ，焦燥，混乱，過敏等情緒面の症状をきたす。さらに不眠や食欲不振，頭痛，腹痛，肩こり等の身体症状から，攻撃的な態度や遅刻，欠勤等行動面の変化も目立つようになる。この状態は，ストレス負荷がかかる前には存在しなかったことが重要である。また，幻覚妄想等の精神病症状は伴わない。症状が長期にわたる場合には，うつ病等の疾患を疑う必要がある。

　適応障害と診断された場合，個人(患者)が悪い，環境(職場や家庭)が悪いと悪者探しをせず，患者の抱えている問題を整理し，現実的な対処の検討を行う[4]。部隊上司や医務室の臨床心理士または心理幹部等，適切な調整が重要である。また，適応障害はストレスへの強い情動反応に対する行動科学的な視点も必要である。過剰なストレスや職場環境等明らかな要因がある場合，それらを改善する必要がある。しかし，常識の範囲内で社会人として必要な荷重である場合，そのストレスを除いてしまうと(安易な長期休暇等)，状況が遷延化してしまう。一度逃れてしまったストレスに対し恐怖感が増し，再適応を困難にする。さらに自分自身の無力感や自信喪失につながり孤立を助長してしまうという悪循環を招きやすい[5]。

(3) うつ病

　世界保健機関(WHO)は2002年，心理的手法を用いて自殺者に自殺前どのような精神障害があったか，という多国籍共同調査を実施した。その結果，自殺に及ぶ前，その90％以上の人が何らかの精神障害の診断に該当することが明らかになった。その第1位は気分障害(30.2％)であり，主にうつ病であった[6]。自殺予防のためにも，隊員の充実のためにも，うつ病の予防，早期発見が重要である。

表3　嗜癖の種類

物質	・アルコール依存症 ・薬物依存症 ・(摂食障害)等
行為(プロセス)	・買い物依存症 ・ギャンブル依存症 ・仕事依存(ワーカホリック) ・(摂食障害)等
対人関係	・恋愛依存 ・共依存等

　主なうつ病の症状には，①抑うつ気分，②意欲の低下，興味の喪失，③精神運動制止，不安焦燥感，④思考内容の変化，⑤身体症状がある。
　なお，自衛隊では定期的にツングうつ自己評価尺度(Zung Self-rating Depression Scale：SDS)を用いてメンタルチェックを行っている。隊員各自が自ら変調に気づくため，及び上司が隊員の変化に気づき，話を聞くきっかけとなるために使用されている。しかし，質問紙は完全にうつ病をピックアップできるというものではない。変調を隠したい隊員もいることを認識し，上司には普段の生活の中で変化に気づけるようアドバイスを行う。また，入校や異動等で役職や環境が変化するとき，ストレスが増す場合が多く注意が必要である。しかし，新たな環境であるため，周囲は変化がわからず気づけないということも多い。

(4)アディクション

　アディクション(addiction)🔎とは，日本語で「嗜癖」のことである。物質，もの，人，行為に対して「のめり込む」，または「はまる」ことであり，加えてその「のめり込み」が強迫性を帯びコントロールできなくなることである。診断名をつける等，医学上は「依存(dependence)」として呼ぶことも多い。嗜癖の種類は大きく①物質嗜癖，②行為(プロセス)嗜癖，③対人関係嗜癖の3つに分けられる(**表3**)。しかし，看護師が客観的に目にできるのは行動レベルでの現象であり，全ての嗜癖を嗜癖行動として包括することができる[7]。
　斉藤は，「嗜癖は一連の人間関係の中の苦痛を表現する手段であり，自分の空虚感や孤独感に耐えかねた人が試みる自己治療である。そして嗜癖者は，自分の苦悩そのものに直面せず逃げている」と述べている[8]。人は成長し，現実や自己と他者の相違を知り，自己を発見していくという課題に直面する。この際，喪失を伴う課題を無意識的に回避しようとする心的傾向が生まれ，最も楽な逃避手段として嗜癖が生じてし

🔎 アディクション：「嗜癖」と訳される語。物質，人，行為に対して「のめり込む」または「はまる」ことであり，その「のめり込み」が強迫性を帯びコントロールできなくなること。大きく，物質嗜癖，行為(プロセス)嗜癖，対人関係嗜癖の3つに分類される。

まう。しかし，嗜癖行動は，やがて嗜癖者の生活や仕事，対人関係にダメージを与え，苦悩のどん底に陥れる。嗜癖者は，決して楽に生きているわけではない。彼らは，自分自身や現実を受け入れ，「自立（嗜癖からの回復）」という課題に一生取り組むこととなる。依存の根には，親を含む他者との関係性の病理があり，関係性の病理の中で嗜癖が形成されていくと斉藤は解釈している。

アディクション看護の原則は，嗜癖からの回復は嗜癖者自身の問題であり，看護職がどうこうできるものではないとしっかり認識することである[9]。

アディクションの治療として，各自衛隊病院の中でも入院治療は行われているが，専門病院を受診する場合や退院後も地域のセルフヘルプグループに通う場合等，部外の施設を使用することが多く，正確な情報の把握が重要である。

また，嗜癖者本人のみならず，上司や家族，周囲の者が困っている場合や問題を肩代わりし疲弊している場合が多い。周囲の者への介入も必要である。特にアルコール依存症は，うつ病や自殺との関連も強いため，正確な情報把握と早期に専門家へ調整することが必要となる。

(5) 自殺

2011（平成23）年厚生労働省大臣官房統計情報部「人口動態統計」によると，自殺は国民の20～39歳までの死因第1位，40～49歳においては第2位と報告されている。1998（平成10）年以降，男女ともに20～40代の若い年代での自殺数は上昇傾向にある。既遂自殺者の男女比はわが国では約2.5対1で，男性が圧倒的に多い。男性は女性に比べて悩み事を相談しない傾向があることは第1節で示したが，さらに高橋は男性の自殺率の方が女性より高いことに関し，いくつか説明が考えられると述べている。第1に，生物学的に男性に比べて女性の方が衝動性をコントロールする能力が優れているという点，第2に，自殺を図ろうとする時，男性はより危険で致死性の高い方法をとる傾向がある点，第3に，問題を抱えた時，他人に救いを求めるより自力で解決すべきであるといった社会文化的な制約が未だにある点の3点である。さらに，男性の方がアルコール依存症や薬物乱用に罹患している率が高いことをあげている[10]。

自殺を予防するには，その危険をいかに早期に発見し，適切な対策をとるかという点にかかってくる。自殺にも危険因子（risk factors）があり（表4）[11]，これら危険因子を多く満たす者は，危険群ととらえ注目する必要がある（表5）[12]。

自殺の予防は，自殺が起きる原因を少しでも減らし，予防するように努力するプリベンション（prevention），今まさに起きようとしている緊急事態に働きかけ，それを予防するインターベンション（intervention），事故の後に，遺された人に及ぼす影響を最小限にするために行うポストベンション（postvention）の3つの段階に分けられる。

自衛隊においては，プリベンションとして次のような施策を実施している。①カウンセリング態勢の拡充（部内外カウンセラー，24時間電話相談窓口等），②指揮官へ

表4 自殺の危険因子

1	自殺未遂歴	2	精神障害の既往
3	サポートの不足	4	性別
5	年齢	6	喪失体験
7	性格	8	自殺の家族歴
9	事故傾性	10	児童虐待された経験

〔高橋祥友：医療者が知っておきたい自殺のリスクマネジメント 第2版．pp14-37，医学書院，2006をもとに作成〕

表5 自殺予防の十か条

1	うつ病の症状に気を付ける	2	原因不明の身体の不調が長引く
3	飲酒量が増す	4	自己の安全や健康が保てない
5	仕事の負担が急に増える，大きな失敗をする，職を失う	6	職場や家庭からサポートが得られない
7	本人にとって価値あるものを失う	8	重症の身体疾患にかかる
9	自殺を口にする	10	自殺未遂に及ぶ

〔高橋祥友，福間　詳(編)：自殺のポストベンション―遺された人々への心のケア．p5，医学書院，2004より抜粋〕

表6 遺された人々の心理

・驚愕	・疑問	・茫然自失	・怒り
・離人感	・他罰	・記憶の加工	・救済感
・否認・歪曲	・合理化	・自責	・原因の追及
・抑うつ	・周囲からの非難	・不安	・二次的トラウマ

〔高橋祥友，福間　詳(編)：自殺のポストベンション―遺された人々への心のケア．p11，医学書院，2004より抜粋〕

の教育や，一般隊員へのメンタルヘルスに関する教育等の啓発教育の強化，③メンタルヘルス強化期間を設定し，異動等環境の変化をともなう部下隊員に対する心情把握の徹底や，各種参考資料を配付等である[13]。また，ポストベンションとして，精神科医や臨床心理士，心理幹部，ある程度の訓練を受けた要員等によるチームが事故後介入し，その部隊や家族へのケアを行っている[14]。自衛隊では「アフターケア」とも呼ばれる。

　遺された人は，複雑で様々な感情が一度に襲ってくる(表6)[15]。悲しみや抑うつのみならず，個人への怒りや自分の無力感を感じることもある。特に凝集性の高い自衛隊では，同部隊内に限らず広く影響が及ぶことが考えられる。「アフターケア」は，ポストベンションではあるが，これら遺された人々のうつ病や次の自殺を食い止めるプリベンションにもなっている。

2 隊員個人によるストレスマネジメント

　隊員個人のストレスマネジメントにおいては，隊員自身がストレスに気づき，これに対処するための知識方法を身につけ，それを実践するセルフケアが重要となる。そのためには，隊員が自らのストレスや心の健康状態について正しく認識できるようにする必要がある。

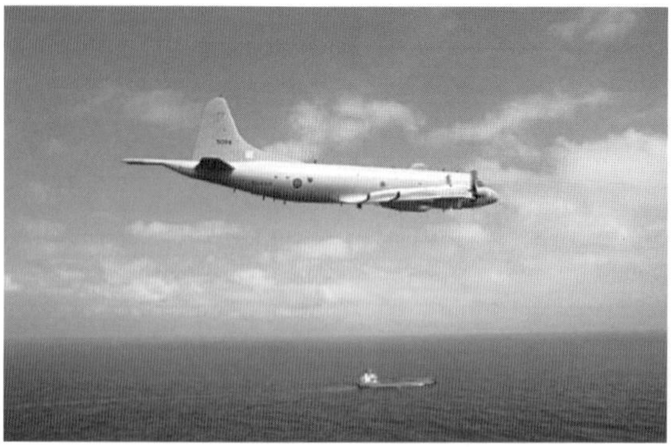

写真1　警戒監視活動を行うP-3C固定翼哨戒機 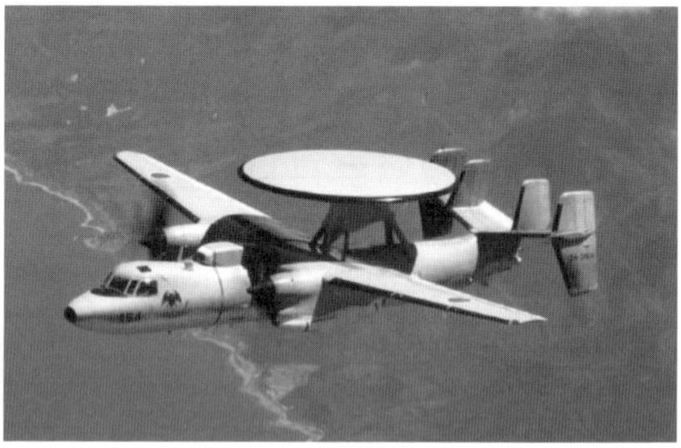　　写真2　南西地域の警戒監視を行うE-2C早期警戒機
〔防衛省・自衛隊：平成24年版防衛白書，p173，p176より転載〕

　　平常業務におけるストレッサーは，仕事内容や役割，人間関係等他の職域と共通している側面に加え，自衛隊特有のものを加味する必要がある。自衛隊特有のものとは，各種の作戦を行うための航空機への搭乗，長期間にわたる艦艇や潜水艦での勤務，落下傘での降下等特殊，専門的な技術や，平常時であっても昼夜の別なく起こる自衛隊が対応すべき事態に備えておく必要や，頻繁な転居・異動，単身赴任，不規則な勤務時間等である。自衛隊が対応すべき事態の中には，例えば，周辺海空域の安全確保がある。これは，海上自衛隊の哨戒機(P-3C)(**写真1**)[13]による周辺海域の船舶の監視や，ミサイル発射等に対する護衛艦・航空機の運用による警戒監視活動，航空自衛隊の全国のレーダーサイトと早期警戒機(E-2C)(**写真2**)[13]等による監視と，領空侵犯のおそれのある航空機を発見した場合の戦闘機等の緊急発進(以下，スクランブル)，また主要な海峡での陸上自衛隊の沿岸監視隊や海上自衛隊の警備所による24時間警戒監視等である[13]。平成23年度のスクランブルは425回[16]であり，このような武力攻撃につながりかねない任務が増えている。
　　セルフケア促進のためには，メンタルヘルスケアに関する事業場の方針，ストレス及びメンタルヘルスケアに関する基礎知識，セルフケアの重要性及び心の健康問題に対する正しい態度，ストレスへの気づき方，ストレスの予防，軽減及びストレスへの対処の方法，自発的な相談の有用性，事業場内の相談先及び事業場外資源に関する情報について，教育研修や情報提供を行う必要がある。

3　部隊におけるネットワークと統制システム

　　2000(平成12)年，厚生労働省は「労働者の心の健康の保持増進のための指針」を策定した。その指針において，健康づくり計画の実施に当たっては，「セルフケア」「ラインによるケア」「事業場内産業保健スタッフ等によるケア」及び「事業場外資源によるケア」の4つのメンタルヘルスケアが継続的かつ計画的に行われるよう，教育研修・情報提供を行うとともに，4つのケアを効果的に推進し，職場環境等の改善，メ

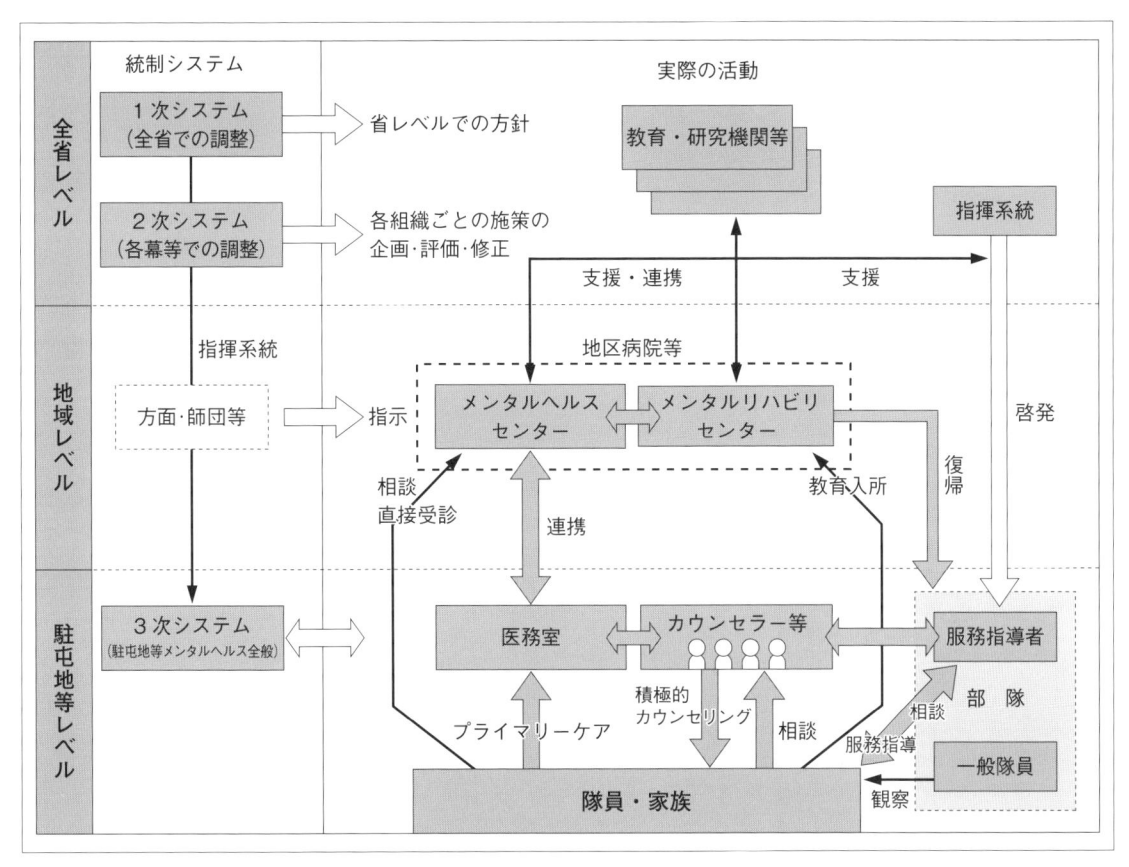

図5 メンタルヘルスに関する統制システムと活動
〔防衛省・自衛隊：自衛隊員のメンタルヘルスに関する提言.
http://www.mod.go.jp/j/approach/agenda/meeting/mental/houkoku/hokoku01.html〕

ンタルヘルス不調への対応，職場復帰のための支援等が円滑に行われるようにする必要があるとしている。労働者自身がストレスや心の健康について理解し，自らのストレスを予防，軽減するあるいはこれに対処する「セルフケア」，労働者と日常的に接する管理監督者が，心の健康に関して職場環境等の改善や労働者に対する相談対応を行う「ラインによるケア」，事業場内の産業医等事業場内産業保健スタッフ等が，事業場の心の健康づくり対策の提言を行うとともに，その推進を担い，また，労働者及び管理監督者を支援する「事業場内産業保健スタッフ等によるケア」及び事業場外の機関及び専門家を活用し，その支援を受ける「事業場外資源によるケア」の4つのケアが継続的かつ計画的に行われることが重要である[17]。

これに基づき，2000(平成12)年12月「自衛隊員のメンタルヘルスに関する提言」がまとめられ，その中の1つとしてメンタルヘルス活動の統制システムが形成された（図5）[18]。これは，自衛隊のメンタルヘルス活動を一貫性，継続性をもって実施することを目的とし，全省レベルでメンタルヘルスに関する統一された方針を決定する機能（1次システム），それを受け各自衛隊，機関等毎に施策を企画，実施，評価，修正する機能（2次システム），駐屯地等で具体的に隊員に対するメンタルヘルスに関する

資料1　心の健康チェックシート (Zung, 1965)

No	質問項目	ない	かたまに	ときどき	しばしば	いつも
1	気分が沈んで，憂うつだ	1	2	3	4	
2	朝方がいちばん気分がいい	4	3	2	1	
3	些細なことで泣いたり，泣きたくなる	1	2	3	4	
4	夜，よく眠れない	1	2	3	4	
5	食欲は普通にある	4	3	2	1	
6	性欲は普通にある（異性の友人と付き合ってみたい）	4	3	2	1	
7	最近痩せてきた	1	2	3	4	
8	便秘をしている	1	2	3	4	
9	ふだんより動悸がする（胸がドキドキする）	1	2	3	4	
10	なんとなく疲れやすい	1	2	3	4	
11	気持ちはいつもさっぱりしている	4	3	2	1	
12	いつもと変わりなく仕事（身の回りのこと）ができる	4	3	2	1	
13	落ちつかず，じっとしていられない	1	2	3	4	
14	将来に希望（楽しみ）がある	4	3	2	1	
15	いつもよりイライラする	1	2	3	4	
16	迷わずものごとを決めることができる	4	3	2	1	
17	役に立つ人間だと思う	4	3	2	1	
18	今の生活は充実していると思う（今の生活に張りがある）	4	3	2	1	
19	自分が死んだ方が，ほかの人は楽に暮らせると思う	1	2	3	4	
20	今の生活に満足している	4	3	2	1	

合計点数の，39点以下は「抑うつ傾向は乏しい」，40〜49点は「軽度の抑うつ傾向あり」，50点以上は「中程度の抑うつ傾向あり」と評価し目安とする。

サービスを調整する機能（3次システム）をもつ。

　3次システムにおいての相談は，①上司等に対する相談，②部隊相談員に対する相談，③部隊カウンセラー（隊員）に対する相談，④駐屯地・基地内での部外のカウンセラーに対する相談，⑤部外のカウンセラー等への電話等での相談，⑥精神科等医師による診察等がある。部隊相談員や部隊カウンセラーには，各種カウンセリング教育等を終了した隊員が指定されている。このようなカウンセリング態勢の拡充の他，指揮官が部下隊員の不調に気づくことができるようになるための教育や，一般隊員へのメンタルヘルスに関する教育等の啓発教育の強化，春，夏の異動時期に合わせてメンタルヘルス強化期間を設置し，異動等環境の変化をともなう部下隊員に対する心情把握の徹底や，各種参考資料の配付，**心の健康チェックシート**の実施，講演会の実施等が行われている[13]。

> **心の健康チェックシート**：「心の健康チェックシート」は，ツングうつ自己評価尺度（Zung Self-Rating Depression Scale：SDS）である（**資料1**）。心の状態に本人自らが気づき，今後の健康管理に役立てるものである。

● 文献

1) 日本睡眠学会．http://www.jssr.jp/(最終アクセス日：2013 年 11 月 11 日)
2) 松下年子，吉岡幸子，小倉邦子：事例から学ぶアディクション・ナーシング―依存症，虐待，摂食障害等がある人への看護ケア．p15，中央法規出版，2009
3) 千先康二，瓜生田曜造，緒方克彦(編)：自衛隊衛生のためのメンタルヘルスマニュアル．pp33-41，防衛医学振興会，2007
4) 前掲書3)，p29
5) 厚生労働省：知ることからはじめようみんなのメンタルヘルス総合サイト．適応障害．http://www.mhlw.go.jp/kokoro/know/disease_adjustment.html(最終アクセス日：2013 年 11 月 11 日)
6) 髙橋祥友：医療者が知っておきたい自殺のリスクマネジメント 第2版．p8，医学書院，2006
7) 前掲書2)，p2
8) 斉藤 学：嗜癖論からみたサバイバー――ACから「男らしさの病」まで．アディクションと家族，19(1)：34-47，2002
9) 前掲書2)，p51
10) 前掲書6)，pp3-4
11) 前掲書6)，pp14-37
12) 髙橋祥友，福間 詳(編)：自殺のポストベンション―遺された人々への心のケア．p5，医学書院，2004
13) 防衛省・自衛隊：平成24年版防衛白書．佐伯印刷，2012
14) 前掲書3)，pp124-130
15) 前掲書12)，p11
16) 総合幕僚監部：平成25年度上半期の緊急発進実施状況について．http://www.mod.go.jp/jp/press2013/press_pdf/p20131009_01.pdf(最終アクセス日：2013 年 11 月 11 日)
17) 事業場における労働者の心の健康づくりのための指針．http://www2.mhlw.go.jp/kisya/kijun/20000809_02_k/20000809_02_k.html(最終アクセス日：2013 年 11 月 11 日)
18) 防衛省・自衛隊：自衛隊員のメンタルヘルスに関する提言の要旨．http://www.mod.go.jp/j/approach/agenda/meeting/mental/houkoku/hokoku01.html(最終アクセス日：2013 年 11 月 11 日)

第3節 特殊状況下におけるメンタルヘルス対策

1 災害派遣活動におけるメンタルヘルス

　　災害派遣活動においては，隊員は自らも余震や落下物，火災に巻き込まれる等の二次災害を負う危険にさらされ，凄惨な場面に関わりつつ，被災者の救助・捜索活動を行う．このように，職業的救助者である警察官・消防官・自衛官・海上保安官等が，

表7　災害救助者・支援者の業務の特徴

・社会的な責任が大きい
・過重労働に陥りやすい
・自らも被災者の場合がある
・留守担当の業務増加
・混乱した状況の中，迅速な対応が求められる
・惨事ストレスを受ける業務性質
　（惨状の体験・目撃，二次災害・殉職の危険性，ご遺体との関わり）
・「救助者・支援者」となる心の準備の必要性
・救助・支援活動への非難・中傷

表8　組織で行うストレスマネジメント

・知識向上
・適時の休養・栄養補給
・任務をこなせるという自信の強化（使命感・達成感の共有）
・症状の早期発見・早期緩和（問題の早期認識と援助希求）
・治療手段や選択肢の情報提供
・専門家への紹介

悲惨な状況や危険な状況に直面したことにより強いストレス反応にさいなまれる状態，Critical Incident Stress を村井は**惨事ストレス**と訳している[1]。災害救助者のストレスケアに関して，日本においては1995(平成7)年の阪神・淡路大震災で注目されるようになり，研究が進んでいる（**表7，8**）。Critical Incident Stress を，通常とは違った危機をもたらすあらゆる出来事や状況によるストレスとして「緊急事態ストレス」と訳す場合もあるが，ここでは惨事ストレスを使用する。

自衛隊が災害派遣活動を行うに当たり，隊員が以下にあげられるような影響を受けることを考慮しなければならない。

① 被災者としての惨事ストレス（隊員自身が被災している場合）
② 救助者としての惨事ストレス（活動における心的外傷体験）
③ 災害派遣の慢性ストレス（劣悪環境での長期活動による消耗）

これらに対応するためには，トラウマティック・ストレスと慢性ストレスのマネジメントが必要となる。

自衛隊の災害派遣におけるストレスの影響を最小限にするためには，指揮官及び隊員が，トラウマティック・ストレス，慢性的なストレスに対する十分な知識を備え，適時適切に対応することが重要である。心身に起こる様々な反応は，即，病気や精神障害を意味するものではなく，多くは一時的なものである。経過や最良の解決法は人によって異なるため，人と違う症状が出ても怯える必要はないが，隊員が常に自分のコンディションの変化をしっかりと把握しておくことが重要である。遅れて反応が出る場合があるため，派遣終了後もこうした注意は引き続き必要である。症状が深刻で日常生活や業務に支障をきたす場合，もしくは症状が長引く場合（2週間が目安）に

惨事ストレス：警察官，消防官，自衛官，海上保安官等の職業的救助者が，悲惨な状況や危険な状況に直面したことにより強いストレス反応にさいなまれる状態。

は，医療機関の受診を検討する。指揮官は，隊員が適切に休養をとることができるような態勢を，早期の段階で整えることを考える必要がある。災害派遣中，派遣直後は過剰適応に陥っており，疲労を過小評価しがちである。組織として，しっかり休養や作業ローテーションを確保する必要がある[2]。

2011(平成23)年東日本大震災の災害派遣においては，発災後急性期はASD，それ以降はPTSDのリスクが想定され，それに対する予防・対処活動が展開された。主に，①メンタルヘルス巡回指導チームの派遣，②戦力回復(隊員の疲労回復)，③長期フォローアップが行われた。

①では災害派遣部隊に対してメンタルヘルスに関する啓発を行うため，巡回チームを派遣した。巡回チームは，メンタルヘルス教育を行う機能及びカウンセリング機能を有し，各駐屯地カウンセリング室とのネットワーク構築を行いながら1か月半活動した。②は，隊員の負担を軽減し，長期間の勤務に耐え得るよう，活動地域の近傍に心身共にリフレッシュできる施設を設置した。人事機能(家族支援・厚生・共済)，衛生機能(健康管理・メンタルヘルス)，需品サービス機能(給食・入浴・洗濯・宿泊等)を有する環境を追求して設置された。心の問題は心的外傷体験後，長期間を経て問題化することもあるため，長期的，組織的フォローアップが欠かせない。日頃からメンタルヘルスの改善と維持に力を入れ，隊員が専門家に相談できる体制を整備しているが，震災後，③をさらに積極的に行っている。また，派遣された隊員全員を対象に2種類(IES-R🔍，K-10🔍)のスクリーニングを実施した[3]。

2 国際平和協力活動におけるメンタルヘルス

防衛省における国外での任務は今後一層拡充していくことが予想される。任務の内容は多様化し，活動の拠点も風土，文化，言語等国内と全く質の異なる地域となるだろう。こうした状況の中で隊員が期待された任務を遂行するためには，身体面同様メンタル面の適切な管理とサポートが必要となる。国際平和協力活動時のストレスを，戦闘時のストレスモデルを参考にすると，①HIS(high intensive stress)と②LIS(low intensive stress)の2種類に分類できる。

①HISは，絶対的危機状況下で，ASDやPTSD等の反応を生じる可能性がある。第3節①の「惨事ストレス」，第3節③の「コンバットストレス」，を参照してほしい。

🔍 IES-R：IES-Rは，Weiss & Marmarの作成した，心的外傷性ストレス症状尺度の日本語版，改訂出来事インパクト尺度(Impact of Event Scale-revised)である(**資料2**)[4]。PTSDの侵入症状，回避症状，覚醒亢進症状の3症状から構成され，災害や犯罪，事故被害等ほとんどの外傷的出来事について使用可能である。
K-10：K-10は，米国のKesslerらが開発した自記式の精神疾患スクリーニング尺度である。従来の標準であるGHQ(General Health Questionnaire)より鋭敏であるという結果が出ている。また，GHQに比べ質問数が少なく，簡便に行うことができる。K-10でスクリーニングできるのは，抑うつ性障害(大うつ病，気分変調症)および不安障害(パニック障害，広場恐怖症，社会恐怖，全般性不安障害，PTSD)である。日本語版は，古川らが作成した(**資料3**)[5]。

資料2　IES-R（改訂出来事インパクト尺度日本語版）

No	この1週間の症状について，あてはまると思うものに○を付けて下さい。

0：全くなし　1：少し　2：中くらい　3：かなり　4：非常に

No	
1	どんなきっかけでも，そのことを思い出すと，そのときの気持ちがぶり返してくる
2	睡眠の途中で目が覚めてしまう
3	別のことをしていても，そのことが頭から離れない
4	イライラして，怒りっぽくなっている
5	そのことについて考えたり思い出すときは，なんとか気を落ち着かせるようにしている
6	考えるつもりはないのに，そのことを考えてしまうことがある
7	そのことは，実際には起きなかったとか，現実のことではなかったような気がする
8	そのことを思い出させるものには近よらない
9	そのときの場面が，いきなり頭に浮かんでくる
10	神経が敏感になっていて，ちょっとしたことでどきっとしてしまう
11	そのことは考えないようにしている
12	そのことについては，まだいろいろな気持ちがあるが，それには触れないようにしている
13	そのことについての感情は，マヒしたようである
14	気がつくと，まるでそのときにもどってしまったかのように，ふるまったり感じたりすることがある
15	寝つきが悪い
16	そのことについて，感情が強くこみあげてくることがある
17	そのことを何とか忘れようとしている
18	ものごとに集中できない
19	そのことを思い出すと，身体が反応して，汗ばんだり，息苦しくなったり，むかむかしたり，どきどきすることがある
20	そのことについての夢を見る
21	警戒して用心深くなっている気がする
22	そのことについては話さないようにしている

心的外傷性ストレス症状の高危険者をスクリーニングする目的では，24/25のカットオフポイントが推奨されている。
〔Asukai N, Kawamura N, et al：Reliability and validity of the Japanese-language version of the Impact of Event Scale-Revised（IES-R-J）：Four studies on different traumatic events. J Nerv Ment Dis 190：175-182, 2002〕

②LISは，単調な作業や変化のない待機状態が続き，任務に対するモチベーションや達成感が得られない結果生じるストレスである。規律・服務違反，不満・不信感，過剰適応，睡眠障害，任務終了後の抑うつ反応，部隊・家族との不調和等が予測される。接触の濃い人間関係の中で，集団自体が抱える問題を，集団内の個人に身代わりとして押しつけ，**スケープゴート**（scapegoat）を生むこともある。スケープゴート

スケープゴート：集団自体が抱える問題を本来の原因からそらし，集団内のある個人や事象に身代わりとして押しつけ，非難や攻撃等の標的とすること。「生贄，身代わり」と訳される。

資料3　K-10

過去30日の間にどれくらいの頻度で次のことがありましたか。 答えの選択は全て，①全くない，②少しだけ，③時々，たいてい，⑤いつも，の5段階である。	得点
1　理由もなく疲れ切ったように感じましたか。	
2　神経過敏に感じましたか。	
3　どうしても落ち着けないくらいに，神経過敏に感じましたか。	
4　絶望的だと感じましたか。	
5　そわそわ，落ち着かなく感じましたか。	
6　じっと座っていられないほど，落ち着かなく感じましたか。	
7　憂うつに感じましたか。	
8　気分が沈み込んで，何が起こっても気が晴れないように感じましたか。	
9　何をするのも骨折りだと感じましたか。	
10　自分は価値のない人間だと感じましたか。	
	合計

カットオフポイント（精神疾患が50％である）は，25点以上を適切としている。
〔古川壽亮，大野　裕，宇田栄典，他：一般人口中の精神疾患の簡便なスクリーニングに関する研究．平成14年度厚生労働科学研究費補助金（厚生労働科学特別研究事業）心の健康問題と対策基盤の実態に関する研究，研究協力報告書，p130〕

とは「生贄，身代わり」と訳される。

　2003（平成15）～2009（平成21）年にかけて行われたイラク人道復興支援活動では，LISが問題となった。もともと抱いていた個人の悩みの増幅，現地でのスケープゴート，上司への反発，疲弊，帰国後の仲違い，抑うつ反応等である。こうした問題に対応するためには，平素から隊員個々の心身の健康を保持すると共に，任務遂行のためのモチベーションを高め，任務終了時に充実感と達成感を抱けるようにすることが最も重要である。なお，モチベーションを上げるためには，「情報」「裁量権」「評価」の3つの要素が関連している[6]。

　国際平和協力活動の前後，メンタルヘルスケアの施策が行われている。派遣前，隊員にストレス軽減に必要な知識を与えるための講習を行うとともに，現地では，カウンセリングの教育を受けた隊員が配置され，隊員の精神面への配慮がなされている。加えて，派遣部隊に医官を配置すると共に，定期的に本国から専門的知識を有する医官等（メンタルヘルス診療支援チーム）を派遣し，現地でのストレス対処方法や，帰国後の家族および所属部隊の隊員とのコミュニケーションにおける注意点等について教育を行っている。また，派遣を終えて帰国した後には，臨時の健康診断，メンタルヘルスチェックを行い，じ後のフォローを継続している[7]。

3　コンバットストレス

　米陸軍野外教範（Field Manual）『戦闘及び作戦活動に伴うストレスの管理』には，軍務に伴い発症するストレスの概念，具体的な症状，対応法についてまとめてある。同教範において，「戦闘ストレス障害（Combat Stress Disorder）」は「戦闘活動等，軍

務に伴う過度の緊張や過酷な体験によって，兵士が発症するストレス障害」と定義されている。なお，米軍の公文書では，単に **Combat Stress** と記述されることが多い。

戦闘に伴うストレスについては，紀元前603年頃から軍隊で目撃され，その記録を見ることができる。しかし，当時ストレス障害に関しては兵士個人の脆弱性として扱われ何の治療もされなかった[8]。第1次世界大戦では，それまで以上に兵士の心身の障害が続出した。その背景には，技術革新による兵器の発達と戦闘様相の変化があった。米軍では当初，砲弾という特殊な衝撃にさらされたための脳震盪や脊髄の震盪の影響とみて「砲弾ショック(Shell Shock)」と呼ばれていた。次第に，その情動性への影響に注目が集まり，1916年頃から「戦争神経症(War Neurosis)」や「戦争疲労(Combat Fatigue)」と呼ばれるようになる。しかし，依然性格等個人的な要因が主であるとして軽視されていた。第2次世界大戦でも「戦争神経症」は兵士の間で蔓延し，第1次世界大戦の約3倍の発症率であったといわれている。

ベトナム戦争は，戦争と兵士のトラウマという問題に対して，社会一般の関心を喚起する重要な契機となった。米国のベトナム戦争帰還兵の多くにフラッシュバックや，緊張状態の持続等の症状が認められ，さらに帰還兵は，一般と比較して離婚率やホームレス人口に大きな割合を占め，薬物の乱用や自殺率も高いことが統計上で明らかとなった[9]。当初「ベトナム症候群」と呼ばれていたが，事故，災害，犯罪等も包括した「PTSD」という概念が生み出された。1980(昭和55)年，米国精神医学会による診断マニュアルDSM-Ⅲに初めてPTSDが診断名として登場する。

ベトナム戦争後の兵士の変化は，戦闘ストレスによるストレス障害，PTSDの慢性型，遅発型として考えられる。なお，早期における感情や認知の変化はASRと考えることができる。任務上トラウマティック・ストレス反応を示した者に対する介入のコンセンサスは，未だに定まっていない。戦闘医学の領域では，ストレス障害を生じた場合なるべく早く前線に復帰させるための介入手段として，近接(proximity)，即時(immediacy)，期待(expectancy)からなるPIEが重要であると提唱されてきた[10]。

心的外傷受傷直後は，安全及び安心感の確保，衣食住等基本的な生活環境の整備，医療ケアの提供等がまずは重要である。コンバットストレスの患者が師団収容所等に収容された場合，なるべく清潔な衣類や寝具で休息をとらせ，温かい食事を提供することが重要と考えられる。並行して，薬物療法が行われる。時間が許せば，機会をみてストレス反応に関する心理教育が有効であろう。急性期の反応に関する情報を提供し，現在の変化は，戦闘の異常事態における生体の正常な反応であり，各個人の性格や脆弱性ではないことを伝え，無力感や自身の喪失，混乱や絶望を防ぐことが事後の精神症状悪化の予防につながると考えられる[10]。

Combat Stress(コンバットストレス)：「戦闘ストレス障害(Combat Stress Disorder)」と同義として使用する。戦闘活動等，軍務に伴う過度の緊張や過酷な体験によって，兵士が発症するストレス障害のことである。

表9 緊急事態ストレス管理―7つの核となる構成要素

介入	タイミング	目標	計画の方式
1. 危機発生前準備教育	危機発生前	予測をたて，個人の対処能力を高める	グループで
2. 個人的危機介入	いつでも どこでも	症状緩和，できれば機能回復 必要ならば他機関紹介，ストレス管理	個々人に対して
3. 大きなグループでの a. 危機状況からの解放，救助者への助言 b. 情報提供．ブリーフィング✎	任務交代時あるいは危機後いつでも	情報提供と相談，心理的重圧を減らそうとすることを容認する ストレス管理	大きなグループ・組織体に対して
4. ディフュージング✎	危機発生後12時間以内	症状の緩和，できれば自分なりの解決へ，症状による選別（トリアージ）	小さいグループで
5. 緊急事態ストレス・ディブリーフィング	危機発生後1-10日（大災害の場合3-4週間かけて）	心理的に自分のなかで解決しやすいように助ける 症状の緩和 症状による選別（トリアージ）	小さいグループで
6. システムとして a. 家族への危機介入 b. 組織体への相談	いつでも	身辺の援助，意思疎通を図る 症状の緩和，できれば自分なりの解決へ，必要時他機関へ紹介	家族に対して 組織体に対して
7. フォローアップ；他機関への紹介	いつでも	心理状態の査定，専門機関との連携あるいは専門機関への紹介	個々人，家族に対して

〔Mitchell JT, Everly GS（著），高橋祥友（訳）：緊急事態ストレス・PTSD 対応マニュアル―危機介入技法としてのディブリーフィング．p20，金剛出版，2002 より抜粋〕

4 トラウマティック・ストレスへの対応

　トラウマティック・ストレスへのケア介入は，戦争，災害，自殺等への介入として，1900年代から様々な試みがなされている。消防士・救急救命士であった Mitchell JT と，医師である Everly GS は，危機および災害に対する精神保健的サービスとして多くの要素を包括したプログラムである「緊急事態ストレス管理（Critical Incident Stress Management：CISM）」をまとめ提唱した（表9）[8,11,12]。

　1980年代には，CISM の一部である**緊急事態ストレス・ディブリーフィング**✎が，救助者のみでなく被災者にも有効であるとして広く行われたが，現在，ディブリーフィングの効果に関しては多々議論がある。例えば，2007年コクランレビューでは，「単回セッションでの個人ディブリーフィングは心的外傷発現後の PTSD 予防に有効

✎ ブリーフィング：グループを対象に，多くの人々に危機をもたらす状況に直接関することについての情報伝達を行うこと。
　ディフュージング：危機現場での活動から解放されたとき，あるいは事件発生から12時間以内に，危機的状況や事件についてグループで簡単に話し合うこと。急性ストレスや緊張を緩めることを目的とする。
　緊急事態ストレス・ディブリーフィング：危機的あるいは心的外傷をもたらすような事象についてグループで行う話し合いのこと。ディフュージングよりもっと詳細で，構造化された話し合い。適切な環境，メンバーの中で，準備・導入，事実認識の確認，思考の確認，感情の確認，症状の確認，対処要領の教育，今ここでできることの話し合いというプロセスをたどる。

表10　PFA　基本的な活動原則

責任を持ってPFAを行うとは，次のことを意味します。
　　1. 安全，尊厳，権利を尊重する
　　2. 相手の文化を考慮して，それに合わせて行動する
　　3. その他の緊急対策を把握する
　　4. 自分自身のケアを行う

準備	・危機的な出来事について調べる ・その場で利用できるサービスや支援を調べる ・安全と治安状況について調べる
見る	・安全確認 ・明らかに急を要する基本的ニーズがある人の確認 ・深刻なストレス反応を示す人の確認
聞く	・支援が必要と思われる人々に寄り添う ・必要なものや気がかりなことについてたずねる ・人々に耳を傾け，気持ちを落ち着かせる手助けをする
つなぐ	・生きていくうえで基本的なニーズが満たされ，サービスが受けられるように手助けをする ・自分で問題に対処できるように手助けする ・情報を提供する ・人々を大切な人や社会的支援と結びつける

〔World Health Organization, War Trauma Foundation and World Vision International (2011). Psychological first aid: Guide for field workers. WHO：Geneva. 国立精神・神経医療研究センター　金　吉晴，鈴木友理子（監訳）：心理的応急処置（サイコロジカル・ファーストエイド：PFA）フィールド・ガイド．pp63-64, 2012 より転載〕

表11　ディブリーフィングが失敗する場合

1. 原則をあまりにもかたくなに守り，柔軟性に欠ける。
2. 何に対してもディブリーフィングを適用する。
3. 心理的構造を活用しない。
4. 逆転移の処理に失敗する。
5. ディブリーファー自身の疲労に気づいていない。
6. 基本原則を守らない。

〔Mitchell JT, Everly GS（著），高橋祥友（訳）：緊急事態ストレス・PTSD 対応マニュアル—危機介入技法としてのディブリーフィング．p199, 金剛出版, 2002 より抜粋〕

な治療であることを示すエビデンスはなく，心的外傷の被害者に強制的なディブリーフィングは中止すべきである」という結論が出ている[13]。他研究においても，PTSD 予防を目的としたディブリーフィングの効果は否定されており，現在どのようなガイドラインにおいても勧められていない。

また，ディブリーフィングが否定されたことを受け，WHO，国連等が中心となり「サイコロジカル・ファーストエイド（Psychological First Aid：PFA／心理的応急処置）」が開発され，広く用いられるようになってきた。「サイコロジカル・ファーストエイド」は，「深刻な危機的出来事に見舞われた人に対して行う，人道的，支持的，かつ実際的な支援のこと」とされている。救助者用のページもあり，活用できる。日本では，国立精神・神経医療研究センターが監訳し，日本語版の作成を行った[14]。基本的な活動原則を**表10**に紹介する。なお，末尾文献の URL から自由にダウンロードが可能である。

しかし，ディブリーフィングのねらいは，PTSD 予防だけではない。自衛官であり，

臨床心理士として組織のメンタルヘルスに関して多くの経験を持つ藤原は，ディブリーフィングの本来の効果は，同じ体験をした身近な仲間同士のつながりの力を引き出すことで，より長期的に効果が持続する支援を提供することにある，と述べ，その効果を実感している[15]。PTSDの特効薬としてのディブリーフィングではなく，もともとあったグループに対しその関係を修復する機会をつくり，つながりに働きかけるケアとしてのディブリーフィングは，十分に有効な手法となるといえる。

　グループ内の関係を扱うものだけに，実施に当たっては細心の注意と十分な経験が必要である。ミッチェルらが，ディブリーフィングが失敗する場合として，**表11**の6項目をあげている。特に，基本原則を守らない場合として「十分訓練されていないメンバーを使う」という項目を真っ先にあげている[16]。豊富な知識と経験を備えたメンバーが，基本原則を守って実施されることが重要である。

　トラウマティック・ストレスにさらされても，全ての人が疾患となるわけではない。「精神的回復力」や「復元力」等と日本語に訳され，発症の防御因子や回復因子あるいは防御，回復に向けた力動的過程を表すレジリアンス（resilience）[17]について，または，危機的な出来事や困難な経験との精神的なもがき・闘いの結果生じるポジティブな心理的変容である，心的外傷後成長（Post Traumatic Growth：PTG）[18]についても注目が集まり，近年研究が進んでいる。

● 文献

1) 東京消防庁（編），村井健祐（監）：東京消防庁惨事ストレス対策の手引き．p1，東京消防庁人事部健康管理室，2000
2) 上部泰秀，柳田茂樹，山田憲彦（編）：自衛隊医官のための各種災害派遣対応マニュアル．防衛医学振興会，p50，2011
3) 前掲書2），pp50-54
4) Asukai N, Kawamura N, et al：Reliability and validity of the Japanese-language version of the Impact of Event Scale-Revised（IES-R-J）：Four studies on different traumatic events. J Nerv Ment Dis 190：175-182, 2002
5) 古川壽亮，大野　裕，宇田栄典，他：一般人口中の精神疾患の簡便なスクリーニングに関する研究．平成14年度厚生労働科学研究費補助金（厚生労働科学特別研究事業）心の健康問題と対策基盤の実態に関する研究．研究協力報告書，p130
6) 福間　詳：国外活動におけるメンタルヘルス／自衛隊衛生のためのメンタルヘルスマニュアル　第2版．防衛医学振興会，pp90-91，2008
7) 防衛省・自衛隊：平成23年版防衛白書．p361，ぎょうせい，2011
8) Mitchell JT, Everly GS（著），高橋祥友（訳）：緊急事態ストレス・PTSD対応マニュアル―危機介入技法としてのディブリーフィング．pp59-63，金剛出版，2002
9) ベトナム帰還兵の再適応に関する全米調査．Jones E, Wessely S：Shell Shock to PTSD-Military Psychiatry from 1900 to the Gulf War. p23, Psychology, Press, 2005
10) 前掲書8），pp58-103
11) Everly GS, Mitchell JT（著），飛鳥井望（監訳）：惨事ストレスケア―緊急事態ストレス管理の技法．pp16-21，誠信書房，2004
12) 前掲書8），p20
13) Rose S, et al：Psychological debriefing for preventing post traumatic stress disorder（PTSD）. Cochrane Database of Systematic Reviews 2002, Issue 2.
Mindsガイドラインセンター：コクランレビュー：心的外傷後ストレス障害（PTSD）の予防

のための心理的ディブリーフィング.
http://minds.jcqhc.or.jp/n/med/7/med0027/T0001556（最終アクセス日：2013年11月11日）
14) World Health Organization, War Trauma Foundation and World Vision International (2011). Psychological first aid：Guide for field workers. WHO：Geneva. 国立精神・神経医療研究センター　金　吉晴，鈴木友理子（監訳）：心理的応急処置（サイコロジカル・ファーストエイド：PFA）フィールド・ガイド．
http://saigai-kokoro.ncnp.go.jp/who.html（最終アクセス日：2013年11月15日）
15) 藤原俊道：組織で活かすカウンセリング―「つながり」で支える心理援助の技術．pp109-110，金剛出版，2013
16) 前掲書8），pp198-205
17) 加藤　敏，八木剛平（編）：レジリアンス―現代精神医学の新しいパラダイム．pp9-10，金原出版，2009
18) 岡野憲一郎：新外傷性精神障害―トラウマ理論を越えて．pp226-230，岩崎学術出版社，2009

付録1

用語集

各用語は，文脈によりさまざまな解釈が可能となるため，その英語表記を複数掲載した。　　　　　　（五十音順）

用語	英語表記	用語の意味
医官	medical doctor, physician, surgeon	医師の国家資格を保有する幹部自衛官で，防衛省の指定する課程を修了した者。海外における軍医に相当する呼称
医務室	dispensary, clinic	防衛大学校，防衛医科大学校，陸上自衛隊，海上自衛隊および航空自衛隊の施設において医療法（昭和23年法律第205号）第1条の5第2項に規定する診療所に該当する。医務室は，通常，医官室，事務室，診療室，患者待合室，X線室，調剤室，消毒室，臨床検査室，歯科診療室，病室および休養室に区分するほか，必要に応じ診療のための所要の室をもつ。
運用	operation	部隊，人員，資材および施設等を目的達成のために使用すること。狭義には作戦を実施するという意味に用いる。
営舎	barracks, dormitory, residence	自衛隊員が居住する建物
衛生科	medical corps, medical service, medical section,	陸上自衛隊の職種の1つである。海上・航空自衛隊では，衛生科ではなく，「衛生」とその職種名を呼ぶ。患者の治療や医療施設への後送，部隊の健康管理，防疫及び衛生器材の補給・整備等を行う。
衛生科隊員	medical staff, medical personnel, medic	職種が衛生科である自衛官 衛生隊員ともいう。
衛生科部隊	medical unit, medical corps, medical group, medical wing	衛生支援を専門任務とする部隊をいい，そのうち主として衛生科職種の隊員から構成された部隊を指す。Group（群），Wing（団）など規模により呼称が異なる。
衛生教育	health education	自衛隊における集団および個人の保健衛生上の問題を解決して健康の保持増進を図るために用いる教育的な手段の総称。予防衛生の機能の1つである。健康教育と同義
衛生支援	medical support	部隊等の任務達成のために，治療・後送，健康管理，防疫，衛生資材等の補給，整備および回収を行うこと。
衛生隊	medical squadron, medical unit, medical group, medical wing	部隊等の任務達成のために，治療・後送，健康管理，防疫，衛生資材等の補給，整備および回収を行う部隊
営内生活	on base	駐屯地および基地における居住をいう。
営内班長	group leader of on base dormitory	陸上自衛隊において，部隊構成単位のうち約10名程度の隊員からなる隊（班）の長を指す。海上・航空自衛隊においては，内務班長と呼ぶ。
営内服務	on base duty	駐屯地および基地における自衛官の勤務および居住に関する服務をいう。

用語	英語表記	用語の意味
NBC	Nuclear, Biological and Chemical	Nuclear（核），Biological（生物）and Chemical（化学）の略，近年はRadiological（放射性）やExplosive（爆発物）を加え，CBRNEという。
応急治療	emergency treatment	医官または歯科医官が行う応急的な治療
環境衛生	environmental hygiene	人間の物質的な生活環境において，身体の発育，健康，および生存に有用な影響を与える要素，またはその可能性のあるいっさいの要素を制御すること。 自衛隊においては，予防接種等などの感染症予防対策や発生時の対応が含まれる。
看護官	officer nurse	看護師の国家資格をもつ幹部自衛官で，防衛省の指定する課程を修了した者
患者率	average patient number per day during surveilance	1日の隊員1,000人当りの患者数（就業＋無効）を示す。 ○患者率＝就業患者率＋無効率
幹部（自衛官）	officer, Japan Self-Defense Force officer	自衛官のうち，3尉（3等陸尉，3等海尉，3等空尉）以上の階級に任ぜられた者
基地	base	航空自衛隊の部隊または機関が所在する施設を指す。ただし，小規模の部隊または機関が所在する施設は，防衛大臣の定めるところにより，最寄りの基地の一部となる。陸上自衛隊では駐屯地という。
機動衛生ユニット	mobile medical unit	簡易ベッドや医療器材を搭載し，最大3名の患者に応急処置等を行うことができるコンテナ（長さ5.1 m，幅2.4 m，高さ2.5 m）を指す。航空機に搭載して使用する。
救急処置	first-aid	主として受傷現場において傷病者自らまたは隊員相互に行う処置
救護用エアドーム	inflatable medical dome tent, emergency air dome	エアポンプを用いた空気充填により容易に展張することができるドームテント
健康管理	health management, health care	自衛隊員の健康状態を良好に維持し，平時・作戦準備間・作戦時における部隊の人的戦闘力の維持・増進を図ることを目的とした健康診断，要医療・要観察者への支援，健康増進のための一連の活動である。健康管理の機能には精神衛生，体力衛生，予防衛生および環境衛生がある。
健康管理計画	health management planning, health care planning	指揮官が任務を達成するため，年間を通した健康管理に関する構想および指揮下部隊の健康管理に関する実施要領を定めたもの。
健康診断	health check-up, medical check-up	隊員の心身の健康を維持するとともに，特殊環境下に活動する隊員の安全を確保することを目的とする定期検査をいう。予防衛生の機能の1つ。定期健康診断，臨時健康診断，特別健康診断がある。
健康診断受検率	check-up rate	健康診断を受検すべき人員に対する受検した人員の割合を示す。所属隊員とは，健康診断実施日に駐屯地に所在する部隊等に勤務する総人数を指す。 ○健康診断受検率＝〔受検者数／（所属隊員数－診断書等による判定者数）〕×100
健康相談	health care consulting	隊員の心身の健康に関する個別の相談に応じ，隊員個々の主体性を重んじながら必要な指導および助言を行う教育的な手段。予防衛生の機能の1つである。
限定的初期外科治療	emergency treatment, first-aid	野外病院までの後送に耐えられない患者に対して収容所で行う。救命および機能保存のために必要とされる最小限の外科治療
後送	evacuation	患者や捕虜，戦没者またはその装備品や回収品をある地域から後方の施設へ輸送すること。患者後送においては輸送中の救護を含む。

用語	英語表記	用語の意味
抗堪力（こうたんりょく）	capability, military capability	敵の攻撃に耐えてその機能を維持する能力
作戦	operation, mission	①一般に防衛目的を達成するための行動をいい，戦闘を含めて使用する。②諸職種連合部隊[1]が，直接侵略事態，間接侵略事態等において，与えられた任務を遂行するための数正面または1正面における一連の行動をいう。③作戦・戦闘全般を律する機能をいい，情報，通信，人事，兵站[2]等の機能の統合化，戦闘力の組織化および運用等の役割を有する。 1）職種連合部隊：通常，指揮，近接戦闘，火力戦闘，対空戦闘，戦闘支援および後方支援の諸機能を有し，各職種部隊の能力を有機的に総合発揮できるように編成された部隊をいい，方面隊，師団・旅団，空挺団，戦闘団等がある。 2）兵站：部隊の戦闘力を維持増進して，作戦を支援する機能をいい，補給，整備，回収，輸送，建設，不動産，労務・役務等からなる。
作戦地域	theater, theater of operation	部隊が防衛目的を達成するために行動する地域 戦域ともいう。
CBRNE	Chemical, Biological, Radiological Nuclear and Explosives	Chemical（化学），Biological（生物），Radiological（放射性），Nuclear（核），Explosives（爆発物）の略
自衛官	Japan self-defense personnel	階級をもって任ぜられた自衛隊員のことをいい，自衛隊の隊務を行う。
自衛隊員	Japan defense ministry personnel	防衛省の職員を指す。自衛官，事務官，技官，教官を含む。防衛大学校学生，防衛医科大学校学生，高等工科学校学生等も含まれる。
歯科医官	dental officer, dental surgeon	歯科医師の国家資格をもつ幹部自衛官で，防衛省の指定する課程を修了した者
指揮	command	指揮権を与えられた個人が，その権限に基づき部隊，機関または個人に対し意思を表示し，その意思に従わせることをいう。
指揮官	commander	部隊等を指揮する権限を有する者
師団	division	陸上部隊の単位の1つで，一般的には歩兵部隊，戦車部隊，大砲やミサイルを装備した部隊等，また，これらを支援する様々な部隊が集まって編成された主要な作戦を担任する部隊のことである。師団の長が師団長である。
就業患者	outpatients who is capable of light working	傷病が軽度であり，「医務室」，「部内病院」および「部外病院」において，診療（通院，受診）に要する時間以外は通常の勤務に服して差し支えない者および就床する必要はないが強度の肉体的労働を必要とする勤務に服することができない者（激務休）を指す。
就業患者率	average outpatients who is capable of light working per day per one thousand personnel during surveillance	調査期間中，1日の隊員1,000人当りの就業患者数（対日対1,000人の率）を示す。 ○就業患者率＝（調査期間中の就業患者日数／調査期間中の平均人員）×（1／調査期間の日数）×1,000
収容所	medical station, clinic	各衛生科部隊が運営する治療施設 連隊収容所，師団収容所等の部隊名を冠して呼称する。
巡回診療	visiting medical service, mobile medical survice	巡回診療車等の移動式の診療施設またはそれ以外の施設を利用して公衆または特定多数人に対し医療を提供すること。
初期外科治療	early surgical treatment	生命に危険を及ぼす呼吸・循環障害の矯正と，致命傷となるか重大な後遺症を残すおそれのある合併症の治療・予防を目的として野外病院で行う外科治療

用語	英語表記	用語の意味
身体歴	individual medical record	個々人の採用時からの身体検査，健康診断および病歴等の身体に関する記録表等の種類，またその記録つづりを指す。
人的戦闘力	military manpower, human resourse	有形無形の人に関する戦闘力をいい，量および質の両面があり，その力の発揮は，個人の自主的な活動意欲，指揮官を核心とする団結力，訓練，部隊の伝統等に影響される。
精神衛生	mental hygiene, mental health	個人の精神的健康を維持・増進を図るとともに，作戦時の急性ストレス障害等の疾病に適切に対処するための健康管理機能の1つである。主要な業務には，各種施策による隊員の精神状態の把握および精神的疲労蓄積の予防と早期発見，早期治療等に関するものがある。
戦傷病	combat casualty, battle injury	作戦地域において発生する部隊の人的戦闘力を低下しうる障害の総称である。外傷である「戦傷」，外傷以外の疾病である「戦病」および「NBC障害」に区分され，さらに傷病者は戦闘に起因する「戦闘傷病者」と戦闘に直接起因しない「非戦闘傷病者」に分類される。
専門治療	specialized treatment	自衛隊中央病院，自衛隊地区病院および部外病院において行う診療科ごとの高度な専門の治療であり，野外病院における初期外科治療や収容所の野外手術システムを使用して行う限定的初期外科治療を含む。
体力衛生	physical fitness	自衛隊員が多様な任務を遂行するために給食と給養を調和させ，疲労の予防，疲労の蓄積防止，体力の回復，身体の鍛錬などを行って，強靭な体力を維持・増進すること。
体力検査	physical test	自衛官としての任務の遂行に必要な身体上の形態および機能的能力を測定し，その状況を把握するとともに健康管理を推進する目的で実施される。握力，走力，投力，跳力，懸垂力，背筋力その他疲労および回復を測定するために必要な体力の検査を毎年1回，体重測定を毎月1回行う。
体力検定	physical test	自衛官としての任務遂行に必要な基礎的な体力を測定，評価することを目的に実施される。測定の種目は陸上・海上・航空自衛隊により異なる。体力測定ともいう。
中央即応集団	Japan central readiness force	国際平和協力活動等や国内における各種事態に即応するために2007（平成19）年3月28日に新編された防衛大臣直轄の部隊
中隊	company	陸上自衛隊における部隊構成単位の1つで，約200名程度の隊員からなる隊をいう。中隊の他に大隊(battalion)，小隊(platoon)がある。
中隊長	company commander	陸上自衛隊において，部隊構成単位のうち約200名程度の隊員からなる隊（中隊）の長を指す。海上自衛隊においては分隊長が中隊長に近い役割を担う。
駐屯地	camp	陸上自衛隊の部隊または機関が所在する施設を指す。ただし，小規模の部隊または機関が所在する施設は，防衛大臣の定めるところにより最寄りの駐屯地の一部となる。
駐屯地司令	camp commander	駐屯地に所在する部隊等の長のうち，自衛官の順位に関する訓令第3条の規定により順位の上位にある陸上自衛官
定期健康診断	periodic health check-up, regular health check-up, mannual health check-up	健康診断の種類の1つ。全隊員を対象に毎年1回以上行われる。その項目には，一般検診，身体計測，結核検診，肺がん検診，歯科検診，性病検診，循環器検診，胃がん検診，肝臓検診，大腸がん検診，子宮がん検診，乳がん検診がある。
統合	joint	同一国家に属する2つ以上の軍種（自衛隊）またはそれらの部隊等が，ある特定の目的達成のために協力することまたはその状態

用語	英語表記	用語の意味
特別健康診断	occupational health check-up	健康診断の種類の1つ。職員の従事する職務に応じて実施する。対象業務には、患者の介護及び患者の移送、重量物の運搬等重い物を取り扱う業務、深夜作業を必要とする業務、自動車等の運転を行う業務、調理・配ぜん等給食のため食品を取り扱う業務、計器監視、精密工作等を行う業務等がある。
トリアージ	triage	傷病者を損傷または疾病の緊急度と重症度によって分類し、治療・後送の優先順位を決めること
幕僚	staff	指揮官が物事を決定する上で参考となる情報を提供し、また、決定したことの企図を徹底させるために指揮官を補佐する役割を担うこと、またはその業務を行う者
非戦闘地域	non-theater	戦闘の実施が行われていない地域
服務規則	regulations, instruction	服務に関する規定。陸上自衛隊服務規則、自衛艦乗員服務規則、航空自衛隊基地服務規則には健康管理に関する規定を含む。
服務細則	detailed regulations	服務規則を実施するためにその細部に関する事項をあらかじめ具体的に定めた一連の条項の総体。陸上自衛隊服務細則には、服務規則に基づき、その細部を規定した健康管理に関する規定がある。
部隊長	commander, chief	方面隊、師団、旅団および中央即応集団以外の部隊の長を指し、防衛大臣の定めるところにより、上官の指揮監督を受け、当該部隊の隊務を統括する。
武力攻撃事態等	Measures for Protection of the People in Armed Attack Situations	わが国に対する外部からの武力攻撃が発生した事態、または武力攻撃が発生する明白な危険が切迫していると認められるに至った事態を指す。
編成部隊	selected team, organaized team	編制に基づいて組織された部隊
防衛看護	military nursing	防衛省・自衛隊の任務達成のために行われる看護をいい、常に部隊行動とともにあり、作戦下で行われるという特性をもつ。
防衛看護学	science of military nursing	防衛看護に関する理論的・実践的研究を行う学問
防衛省と自衛隊	Japan Ministry of Defense and Japan Self-Defense Forces	防衛省は防衛大臣を長とする政府の行政機関の1つである。陸上・海上・航空自衛隊は、防衛省が置く機関に含まれる。防衛省と自衛隊は、同じ組織にあり、国の行政機関面からは「防衛省」と呼び、防衛任務の業務運用面からは「自衛隊」と呼ぶ。
防疫	field sanitation or prevention of epidemic, banitation infection control, vector control, food sanitation, communicable disease prevention	感染症を予防・撲滅して、人的戦闘力の大量損耗を防止するための各種の業務を指す。具体的には、防疫諸施策の計画および実施、消毒、水質検査、食品検査等がある。
防護衣	personal protective equipment, personal protective clothing	防護マスク等と併用して使用し、化学剤、放射性物質、生物剤の身体への付着、浸透を防ぐために使用する。
方面管内	controlled area, in Army	陸上自衛隊では、日本全国を5ブロックに分けて、各地の防衛を管轄している。北から、北部方面隊、東北方面隊、東部方面隊、中部方面隊、西部方面隊である。それぞれの地区内を方面管内と呼ぶ。
方面隊	Army	陸上自衛隊の最大の部隊単位である。方面総監部および基幹となる数個の師団または旅団ならびにその他の直轄部隊により編成される。方面隊の長が方面総監である。
補職	assignment, position	隊員に公の名称が与えられている特定の職を命じ、または特定の部隊、部課室等の勤務もしくは特定の部隊、部課室付等を命ずることまたは本来の職務のほかに他の職務を合わせて命ずること。

用語	英語表記	用語の意味
無効患者	personnel who is incapable of working due to health problem	傷病が重いため通常の勤務に服することができず,「医務室」「部内病院」「部外病院」および「帰郷療養」など1日を超えて休養・療養する者を指す。
無効率	rate of personnel who is incapable of working due to health problem	調査期間中,1日の隊員1,000人当たりの無効患者数（対日対1,000人の率）を示す。 ○無効率＝（調査期間中の無効患者日数／調査期間中の部隊等の平均人員）×（1／調査期間の日数）×1,000
野外手術システム	mobile operating room, field surgical unit	医療施設のない場所において外科手術を行うことができるシステムである。コンテナに格納されており,通常は大型トラックに車載したまま使用するが,コンテナ部分を切り離すこともできる。手術車,手術準備車,滅菌車,衛生補給車の4つの車両が1セットになっている。
野外病院	mobile hospital, field hospital	負傷者を野外で治療する大規模な移動式救護施設のこと。戦場・戦時における野外病院は野戦病院（battlefield hospital）と呼ばれる。
薬剤官	pharmaceutical officer, pharmacist	薬剤師の国家資格をもつ幹部自衛官で,防衛省の指定する課程を修了した者
有病率	prevalence rate	一定時点の隊員1,000人当たりの患者数（対1,000人の率）を示す。 ○有病率＝（一定時点の患者数／一定時点の部隊等の人員）×1,000
要医療	personnel in need of meical care, medical care needed	対象の健康診断の判定結果に基づき,じ後の指示を医療の面から「要医療」「要観察」「医療不要」の3つに区分する。このうち「要医療」は,医師または歯科医師による直接の医療行為を必要とする状況にあることを示す。判定をした医官は,医療機関を紹介し,適切な治療を受けさせる。
要観察	personnel in need of follow-up, follou-up needed, caution needed	対象の健康診断の判定結果に基づき,じ後の指示を医療の面から「要医療」「要観察」「医療不要」の3つに区分する。このうち「要観察」は,定期的に医師または歯科医師の観察指導を必要とする状況にあることを示す。判定をした医官は,経過観察をするための検査および発病・再発防止のために必要な指導等を行う。
要休養	personnel in need of rest, rest needed	対象の健康診断の判定結果に基づき,じ後の指示を生活の面から「平常」「要注意」「要軽業」「要休養」の4つに区分する。このうち「要休養」は,勤務を休む必要があることを示す。判定した医官は,休暇（日単位のものに限る）または,休職もしくは休学の方法により,療養のため必要な期間勤務させないよう指導等を行う。
要軽業	personnel who allowed only to do light duty, only light duty allowed	対象の健康診断の判定結果に基づき,じ後の指示を生活の面から「平常」「要注意」「要軽業」「要休養」の4つに区分する。このうち「要軽業」は,勤務制限を必要とする状況にあることを示す。判定した医官は,勤務の変更,勤務場所のある変更,休暇（日単位のものを除く）等の方法により勤務を軽減し,かつ夜間勤務に就業しないよう指導等を行う。
要注意	personnel in need of follow-up, follou-up needed, caution needed	対象の健康診断の判定結果に基づき,じ後の指示を生活の面から「平常」「要注意」「要軽業」「要休養」の4つに区分する。このうち「要注意」は,勤務をほぼ正常に行ってよいことを示す。判定をした医官は,過激かつ病状を刺激するおそれのある勤務に就業しないよう指導等を行う。
予防衛生	preventive medicine, preventive health	個人の疾病等の発生を未然に防止し,心身の健康を維持増進して,部隊の人的戦闘力の維持増進に寄与する健康管理の機能をいう。主要な業務には,健康診断,予防接種,衛生教育等に関するものがある。

用語	英語表記	用語の意味
予防接種	vaccination	予防衛生の機能の1つ。定期予防接種と臨時予防接種に区分される。定期予防接種には，全隊員を対象とする破傷風，医療従事者を対象とするB型肝炎がある。臨時予防接種は，国際平和協力活動，国際緊急援助活動を行う場合，海外出張する隊員に対し，必要と認めた時に実施する。
予防投薬	preventive medication, prophylactic medication	感染のおそれのある作戦への参加による疾病の発生およびそのまん延の予防を目的に，予防接種に用いられるものを除く医薬品を投与することを指す。
罹患率	morbidity rate	調査期間中，隊員1,000人当りの患者発生数の比率を年率で換算したもの（対年対1,000人の率）。患者発生率ともいい，入院，入室別または疾病傷病分類別に応じてそれぞれの名称を冠する。 ○罹患率＝（調査期間中の患者発生数／調査期間中の部隊等の平均人員）×（当該年の日数／調査期間の日数）×1,000
臨時健康診断	pre-deployment health check-up	健康診断の種類の1つ。入校，訓練，派遣，留学，自衛官の継続任用，感染症予防，出動等の行動をとる場合に臨時に行う。

付録2

年表

1 主として陸上自衛官（看護）に関係があるもの

西暦(年号)年月日	項目
1945(昭和20)年 12月1日	陸海軍病院が国立病院・療養所に改称
1950(昭和25)年	国立病院・療養所に総婦長制度制定
7月8日	「警察予備隊」が発足
1951(昭和26)年 8月10日	久里浜駐屯地に衛生学校を設置
9月10日	針尾救急病院を設置
9月10日	福山救急病院を設置
1952(昭和27)年 10月15日	「警察予備隊」が「保安隊」と改称し発足
11月25日	公募第1期「婦人保安官」（初の制服）の採用開始 57名募集に対し900名が応募，57名入隊 衛生学校「婦人保安官特別課程」に入校
12月24日	第1期婦人保安官が全員特別課程を修了 第一幕僚監部に1名，衛生学校に4名，針尾病院(203救急病院)に21名，福山病院(204救急病院)に31名，総員57名配置
1954(昭和29)年 7月1日	「防衛庁」の発足　「保安隊」が「自衛隊」と改称し発足 陸上自衛隊・海上自衛隊・航空自衛隊発足　「保安官」を「自衛官」，「婦人保安官」を「婦人自衛官」と改称
1955(昭和30)年 1月4日	公募第2期婦人自衛官62名入隊
3月5日	札幌地区病院・福岡地区に病院設置
4月7日	「日赤委託看護学生制度」が発足　20名採用(1期〜3期：計45名)
7月18日	衛生学校が久里浜駐屯地から東京三宿地区へ移駐
1956(昭和31)年	自衛隊中央病院の初代看護部長に3等保安正(現行の3佐)吉田浪子氏が就任 官公庁で女性の部長職第一号　日本女性初の最高階級
3月1日	自衛隊中央病院の設置(500床) 制服看護師(看護官・看護陸曹)　106名配置
1957(昭和32)年 12月10日	第1期「看護学生」募集開始
1958(昭和33)年 4月1日	陸上自衛隊衛生学校に「看護学生課程」発足 第1期生30名入隊　応募者数2,372名　約79倍の競争率
9月25日	看護学生課程が厚生省より看護学校として認可
11月	自衛隊創立9周年記念観閲行進に自衛隊中央病院看護婦が婦人自衛官として初参加 (車両行進による参加。教官以下34名)
1959(昭和34)年 5月	婦人自衛官養成所がナイチンゲール記念行事を開始
12月4日	看護学生課程が自衛隊中央病院に移管され「婦人自衛官養成所」に名称変更 定員1〜4期：30名，5〜8期：40名，9〜14期：60名，15期〜：105名

西暦(年号)年月日	項目
1960(昭和35)年 11月1日	防衛庁記念式典に婦人自衛官養成所学生隊が徒歩行進で初参加
1964(昭和39)年 10月	第18回オリンピック東京大会を看護官が支援
1965(昭和40)年 7月	WAC(Women's Army Corps:陸上自衛隊婦人自衛官)教官要員として幹部NC4名が米国陸軍婦人学校(テキサス)に1年間留学(BOC・AOC入校)
1968(昭和43)年 3月	WAC制度発足 「婦人自衛官」と「婦人自衛官(看護)」が区分
1971(昭和46)年 4月	公募陸曹(看護婦)常時募集開始
7月	自衛隊中央病院看護部長 1等陸佐に格上げ
7月	婦人自衛官養成所が「自衛隊中央病院高等看護学院」に改編
7月	地区病院看護課が看護部に改編
1972(昭和47)年 2月	第11回冬季オリンピック(於:札幌)支援
1976(昭和51)年	国立大学病院「看護部」設置に伴い,国立病院・療養所の総婦長が看護部長に名称変更
1988(昭和63)年 4月8日	陸上自衛隊・海上自衛隊・航空自衛隊の自衛隊地区病院が共同機関化
2000(平成12)年 3月	衛生支援体制の変換 方面衛生隊・師団衛生隊に婦人自衛官(看護)の配置開始
4月	「看護婦・看護士」が「看護師」に統一
2002(平成14)年 3月	看護学生課程に男子が入隊開始
2003(平成15)年 4月1日	婦人自衛官(看護)が「陸上自衛官(看護)」と改称
5月	総理大臣等の健康管理・出張随行等を目的とし,官邸医務室支援を開始
2006(平成18)年	看護師の「幹部基礎課程(看護師)」(幹部候補生学校)の入校開始
2013(平成25)年 4月	自衛隊中央病院高等看護学院に第56期生入隊
9月	防衛医科大学校医学教育部看護学科(仮称)自衛官要員募集開始

2 陸上自衛官(看護)の国際平和協力活動等

西暦(年号)年月日	項目	活動内容
2002(平成14)年 4月~ 2004(平成16)年 5月	看護官初の海外派遣 東ティモール国際平和維持活動に参加	通訳・派遣隊員の看護
2004(平成16)年 3月~ 2006(平成18)年 8月	イラク人道復興支援特措法による海外派遣(1次群から10次群)	派遣隊員の看護・現地医療従事者への技術指導
2005(平成17)年 1月~3月	インドネシア(スマトラ)国際緊急援助隊に派遣	被災者の看護・派遣隊員の看護
2006(平成18)年 6月	インドネシア(ジャワ)国際緊急援助隊に派遣	被災者の看護・派遣隊員の看護
2009(平成21)年 10月	インドネシア(スマトラ)国際緊急援助隊に派遣	被災者の看護・派遣隊員の看護
2010(平成22)年 2月	ハイチ国際緊急援助隊に派遣	被災者の看護・派遣隊員の看護
8月~10月	パキスタン国際緊急援助隊に派遣	派遣隊員の看護
2011(平成23)年 2月	ハイチ国際平和維持活動に参加	カウンセラー・派遣隊員の看護
2012(平成24)年 1月	南スーダン国際平和維持活動に参加	派遣隊員の看護

3 陸上自衛官（看護）の国内災害派遣活動等

西暦（年号）年月日	項目	活動内容
1959（昭和34）年 9月26日	伊勢湾台風へ災害派遣　看護官初の災害派遣	救護
1991（平成3）年	雲仙普賢岳土石流火災へ災害派遣	救護
1993（平成5）年	北部九州風倒木へ災害派遣	衛生連絡要員
7月	北海道南西沖地震へ災害派遣	被災者の看護・派遣隊員の看護
1995（平成7）年 1月～3月	阪神淡路大震災へ災害派遣	被災者の看護・派遣隊員の看護
3月	地下鉄サリン事件へ災害派遣	被災者の看護・派遣隊員の看護
2000（平成12）年 3月～4月	有珠山噴火へ災害派遣	被災者の看護・派遣隊員の看護
2004（平成16）年 10月～11月	新潟県中越地震へ災害派遣	被災者の看護・派遣隊員の看護
2005（平成17）年	福岡西方沖地震へ災害派遣	救護
2008（平成20）年 6月～7月	岩手・宮城内陸地震へ災害派遣	被災者の看護・派遣隊員の看護
2009（平成21）年 5月	新型インフルエンザの検疫支援	検疫支援
2011（平成23）年 3月～7月	東日本大震災へ災害派遣	被災者の看護・派遣隊員の看護

索引

●欧文

ASD　31, 131, 145
ASR　131, 148
CBR　91
CBRNE　91
CDC　67
CISM　149
CPA　86
CPR　86
CSCATTT　37, 41
CW　94
DMAT(Disaster Medical Assistance Team)　6, 32, 46
DNBI　111
DOTS　65, 123
EMT　83
HIS(high intensive stress)　145
ICN　11
ICT　4
JDRT　57
JDR法　57
JICA　52
JNA　11
LIS(low intensive stress)　146
Malaria　62
MDR-TB　65
MSM　64
NBC(Nuclear, Biological and Chemical)
　　　4, 26, 27, 74, 75, 79, 91
NGO　52
ODA　52
PDCAサイクル　111
PKO　8, 57
PTG　151
PTSD　131, 145, 148
SCU　6
SDS　137, 142
START法　42, 43, 83
T-A-B-Cアプローチ　83
TCCC　83-85
WHO　20, 61

window period　64

●あ

アウトブレイク　124
アディクション　137
安全保障，国際社会における　3
安全保障，わが国を取り巻く　2
安全保障の目標　4

●い

一次放射線被曝　97
遺伝的影響，放射線の　101
医療リスクマネジメント，国際緊急援助活動における　59
医療リスクマネジメント，国際平和協力業務における　55
インターベンション，自殺予防
　　　138

●う

ウォームゾーン　92
うつ病　136

●え

エイズ，予防対策　64
衛生教育　115, 119
エンバーミング　90

●お

応急処置　81
応急治療　81

●か

外傷後ストレス障害
　　　131, 145, 148
海上自衛隊　6
外部環境　14
化学・生物・放射性・核・高性能爆破兵器　91
化学剤　94, 98
化学兵器　94
核・生物・化学兵器　4, 74
核兵器　97
環境衛生　122
環境観　14
看護官，職務　8
看護官，制度　6
看護観　15
患者統計，自衛隊における　108

●き

キニジン　63
救急医療票　83
救急処置　81
急性ストレス障害　31, 131, 145
急性ストレス反応　131, 148
教育目標分類学　115
緊急事態ストレス管理　149
近傍派遣　22

●け

警察予備隊　6
結核，DOTS戦略　65
結核，対策　65
健康観　15
健康教育　115
健康診断　113
　　──，自衛隊における　112
健康手帳　109
原子力災害派遣　23
限定的な初期外科治療　81

●こ

広域搬送拠点臨時医療施設　6
航空自衛隊　6
コールドゾーン　93
国際看護師協会　11
国際協力機構　52
国際緊急援助　52

国際緊急援助隊　57
　　──の派遣に関する法律　57
国際緊急援助活動　5, 57
国際平和協力活動　2, 5, 9, 10, 12, 13, 52, 147
国際平和協力業務　52-54, 57
国防の基本方針　2
個人防護具　67
コンバットストレス　79, 89, 148

●さ

災害看護, 自衛隊における　20
災害サイクル　20, 29, 32, 47, 57
災害対策基本法　20, 32
災害の類型化
　　──, コミュニティの準備状態　25, 26
　　──, 災害の範囲　25, 26
　　──, 衝撃の期間　25, 26
　　──, 中心的か辺縁的か　25, 26
　　──, 発生のスピード　25, 26
　　──, 被害の可視性　25, 26
災害派遣　9, 16, 23-25, 34
　　──, 海外への　8
　　──, 自隊救護　35
　　──, 民生支援　35
災害派遣医療チーム　6, 32, 46
災害派遣活動　10, 144
　　──, 国内の　9
災害派遣計画　21
産業看護職　134
惨事ストレス　144

●し

自衛隊衛生　5
自衛隊中央病院　6
自衛隊法　21-24
自殺　128, 132, 138
自主派遣　22
地震防災派遣　23
自然災害　25, 26, 33
情意領域　115, 116
情報通信技術　4
初期外科治療　82
除染
　　──, 化学剤に対する　95
　　──, 生物剤に対する　93
　　──, 放射線　101
人為災害　26, 33
新興・再興感染症　61
身体的影響, 放射線の　101
身体歴　109, 113

心的外傷後成長　151
心肺機能停止　86
心肺蘇生法　86

●す

睡眠障害　135
スケープゴート　146
ストレス　130
ストレスマネジメント, 国際緊急援助活動における　59
ストレスマネジメント, 国際平和協力業務における　55
ストレッサー, 自衛隊特有の　140

●せ

精神運動領域　116, 117
生物剤　91
世界保健機関　20, 61
戦傷病　79
専門治療　82

●そ

早期障害, 放射線の　101
ソーシャル・キャピタル　48
ゾーニング
　　──, 化学剤に対する　95
　　──, 核兵器, 放射線攻撃に対する　100
　　──, 生物剤に対する　92

●た

ターニケット　86
多剤耐性結核　65
段階的治療システム　81

●つ・て

ツングうつ自己評価尺度　137, 142
ディフュージング　149
ディブリーフィング　149, 150
適応障害　136

●と

ドキシサイクリン　63
特殊災害　26, 27, 33
トラウマティック・ストレス　128, 130, 144, 149

トリアージ　42, 43, 84
　　──, 作戦地域における　78, 80
　　──, 戦傷治療における　83, 85
トリアージ・タッグ　83

●な・に

内部環境　14
二次災害　26, 27
日本看護協会　11
人間観　13
認知領域　115, 116

●は・ひ

晩発障害, 放射線の　101
非戦闘病　111
標準予防策, 感染予防対策　67

●ふ・へ

フォールアウト　97
婦人自衛官　7
ブリーフィング　149
プリベンション, 自殺予防　138
米国疾病予防管理センター　67

●ほ

保安隊　6
防衛看護　10
防衛省・自衛隊の任務　11
　　──, 特性　16
防衛省職員（技官）　7
防衛省防災業務計画　21, 22
防衛力
　　──, 動的なもの　4
　　──, 役割　4
　　──, 役割の変化　5
防疫　121
防護, 化学剤からの　95
防護, 放射線　100
方面衛生隊　87
ポストベンション, 自殺予防　138
ホットゾーン　92

●ま

マネジメント, 野外看護で求められる　54
マラリア　62
　　──, 対策　63, 69
　　──, 熱帯熱マラリア　62

──，ハイリスク地域　62
慢性ストレス　144

● め

メフロキン　63
メンタルヘルス　77，128

● よ

要請派遣　21
予防接種　123

● り・れ

陸上自衛官（看護）　7
陸上自衛隊　6
レジリアンス　151